Heft 14 Sinnesorgane 1

1	Schwingung, Wellen, Akustik	Physik, Physiologie
2	Hör- und Gleichgewichtsorgan	Anatomie, Histologie
3	Hörvorgang und Gleichgewichtssinn	Physiologie
4	Haut und Hautanhangsgebilde	Histologie
5	Somatoviszerale Sensorik	Physiologie

Heft 15 Sinnesorgane 2

1	Optik	Physik
2	Sehorgan	Anatomie, Histologie
3	Sehen	Physiologie
4	Chemische Sinne	Anatomie, Histologie, Physiologie

Heft 16 Lunge und Atmung

1	Entwicklung von Pleuraperikardhöhle, Herz und Schlundbogenarterien	Anatomie, Histologie
2	Anatomie der Atmungsorgane	Anatomie, Histologie
3	Mechanik des Kreislaufsystems	Physik
4	Atemung	Physiologie
5	Gasaustausch	Physiologie

Heft 17 Herz-Kreislauf-System

1	Aufbau des Herzens	Anatomie, Histologie
2	Nerven und Gefäße der Brusteingeweide	Anatomie
3	Physiologie des Herzens	Physiologie
4	Anatomie und Physiologie des Kreislaufsystems	Anatomie, Histologie, Physiologie

Heft 18 Blut und Immunsystem

1	Blut und Blutplasma	Histologie, Physiologie
2	Erythrozyten, Hämoglobin & Sauerstofftransport	Biochemie, Physiologie
3	Thrombozyten, Hämostase und Fibrinolyse	Histologie, Physiologie
4	Leukozyten und Immunsystem	Anatomie, Biochemie, Histologie, Physiologie

Heft 19 Gastrointestinaltrakt

1	Mundhöhle, Rachen, Speiseröhre	Anatomie, Histologie, Physiologie
2	Magen-Darm-Trakt	Anatomie, Physiologie
3	Organe des Magen-Darm-Kanals	Anatomie, Histologie, Physiologie
4	Leber, Gallenblase und Pankreas	Anatomie, Histologie, Physiologie
5	Blutgefäße, Lymphgefäße, vegetative Innervation	Anatomie

Heft 20 Verdauung & Abbau von Nährstoffen

1	Ökologie, Energie- und Wärmehaushalt	Biochemie, Biologie, Physiologie
2	Nahrungsaufnahme	Biochemie, Physiologie
3	Abbau der Kohlenhydrate	Biochemie
4	Fettsäureabbau und Ketonkörperstoffwechsel	Biochemie
5	Aminosäurestoffwechsel und Harnstoffzyklus	Biochemie

Heft 21 Energiestoffwechsel & Anabole Stoffwechselwege

1	Citratzyklus und Atmungskette	Biochemie
2	Gluconeogenese und Glykogenstoffwechsel	Biochemie
3	Lipidsynthese	Biochemie
4	Nukleotidstoffwechsel	Biochemie
5	Stoffwechsel der Leber	Biochemie
6	Fettgewebe	Biochemie

Heft 22 Harnorgane und Elektrolythaushalt

1	Harnorgane	Anatomie, Histologie
2	Nierenfunktion	Physiologie, Biochemie
3	Säure-Basen-Reaktionen	Chemie
4	Säure-Basen-Haushalt	Physiologie, Biochemie
5	Wasser- und Elektrolythaushalt	Physiologie, Biochemie

Heft 23 Endokrines System

1	Endokrines System	Biochemie, Histologie, Physiologie
2	Epiphyse	Histologie
3	Hypothalmus-Hypophysen-System	Biochemie, Histologie, Physiologie
4	Endokrines Pankreas	Biochemie, Histologie
5	Schilddrüse	Anatomie, Biochemie, Histologie, Physiologie
6	Nebenschilddrüsen	Anatomie, Biochemie, Histologie, Physiologie
7	Endokrine Funktionen der Niere	Physiologie, Biochemie
8	Nebenniere	Anatomie, Biochemie, Histologie, Physiologie
9	Diffuses neuroendokrines System (DNES)	Anatomie, Histologie
10	Gewebshormone	Biochemie, Physiologie

Heft 24 Geschlechtsorgane und Reproduktion

1	Entwicklung der Geschlechtsorgane	Anatomie
2	Weibliche Geschlechtsorgane	Anatomie, Histologie, Physiologie
3	Männliche Geschlechtsorgane	Anatomie, Histologie, Physiologie
4	Angewandte und topografische Anatomie	Anatomie
5	Blutgefäße, Lymphgefäße, vegetative Innervation	Anatomie
6	Sexualhormone	Biochemie, Physiologie
7	Sexualität und Reproduktion	Physiologie, Psych-Soz
8	Schwangerschaft und Geburt	Anatomie, Histologie, Physiologie

Heft 25 Medizinstudium: Lernen, Organisation, Physikum

1	How To … Vorklinik
2	How To … Physikum
3	Lernpläne
4	Kreuzen

Die Bände der Reihe „Vorklinik Finale“

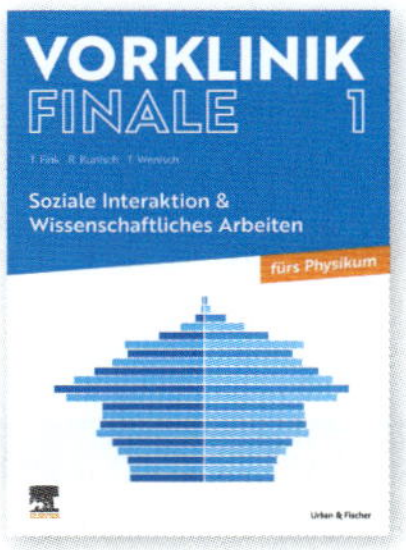

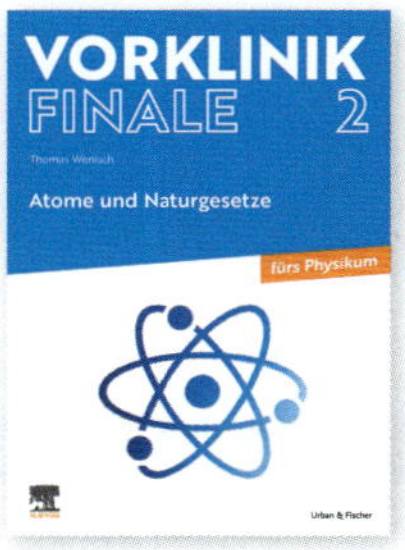

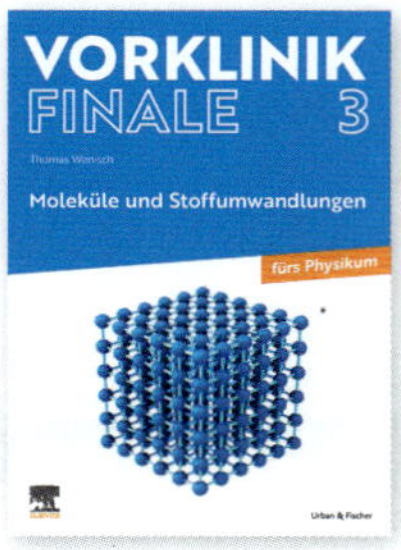

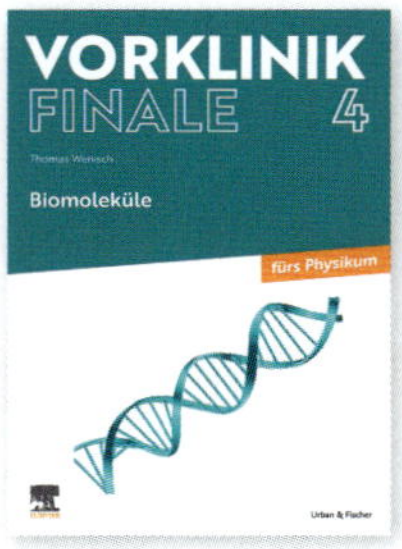

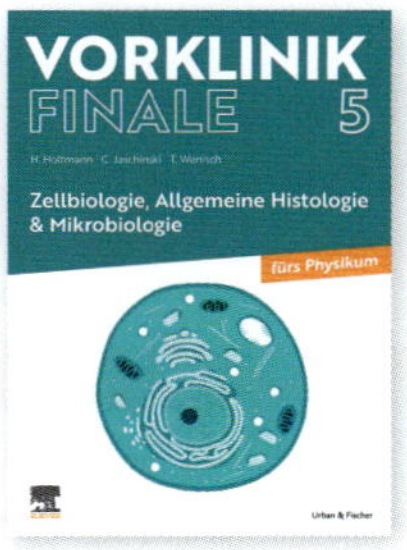

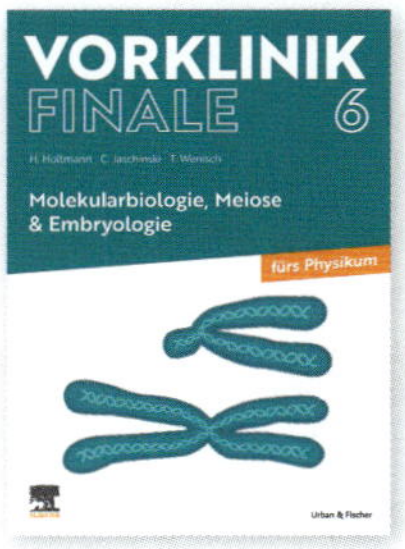

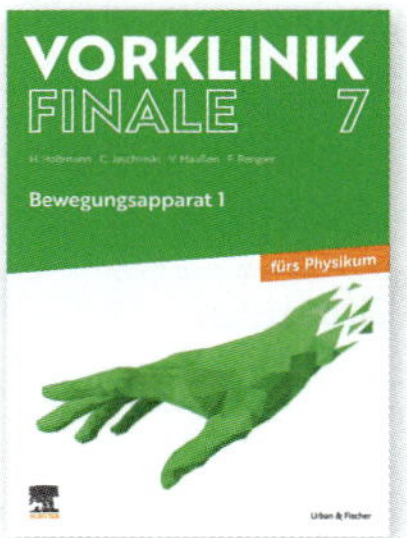

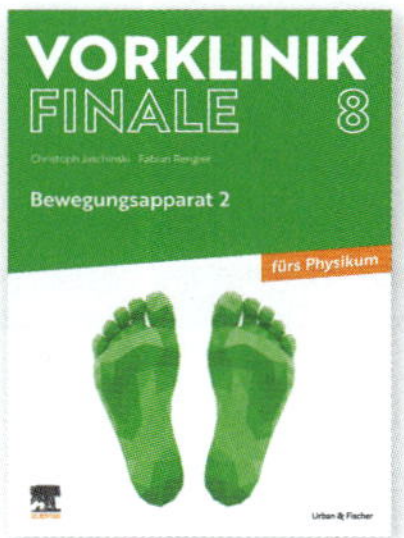

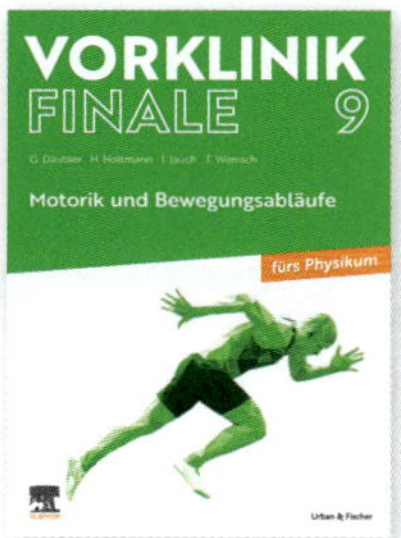

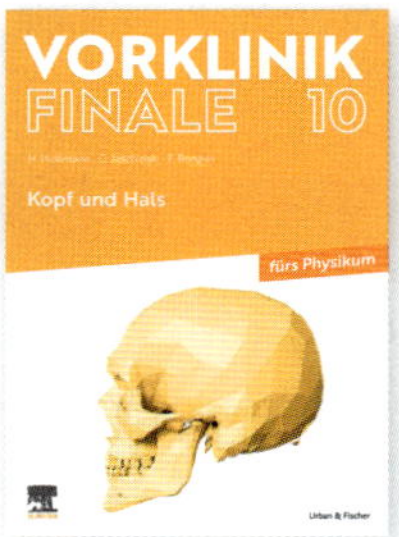

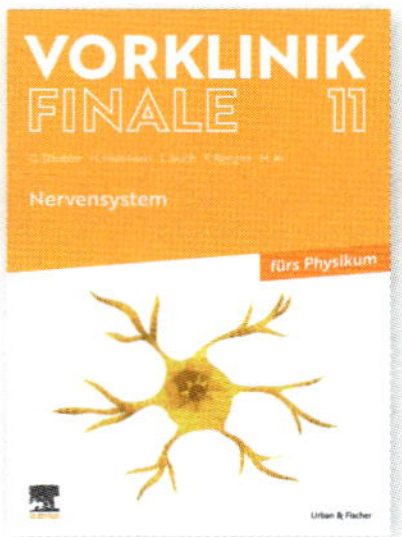

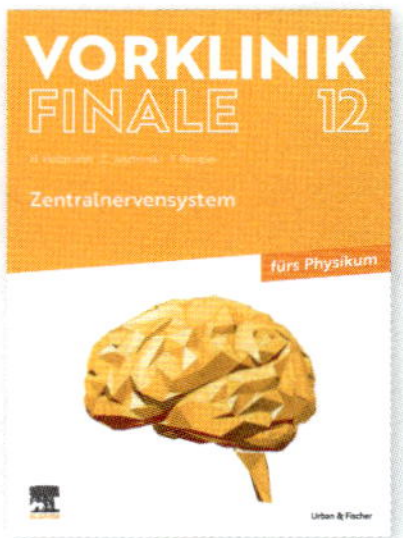

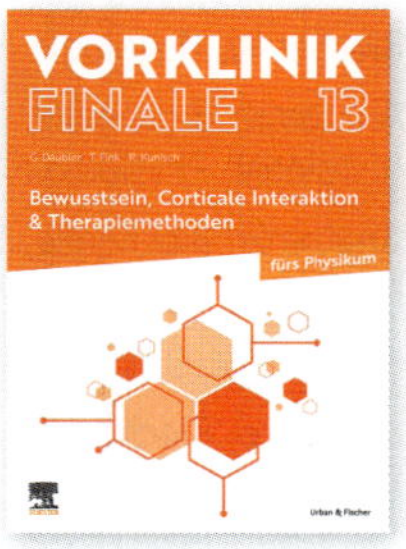

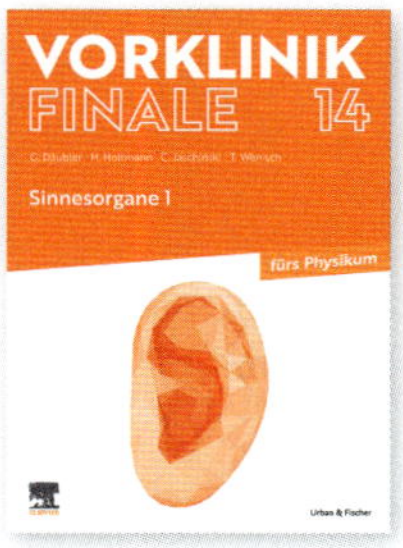

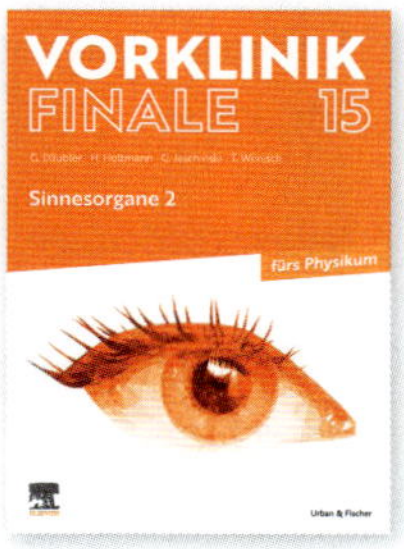

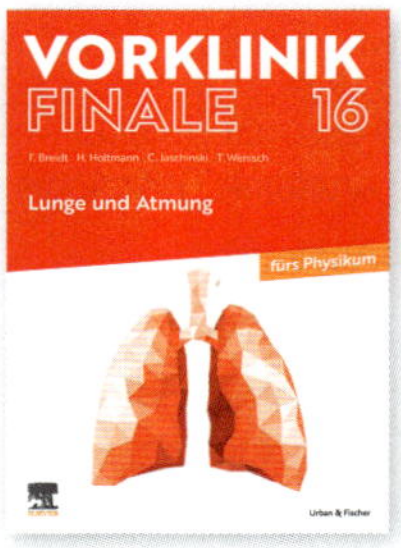

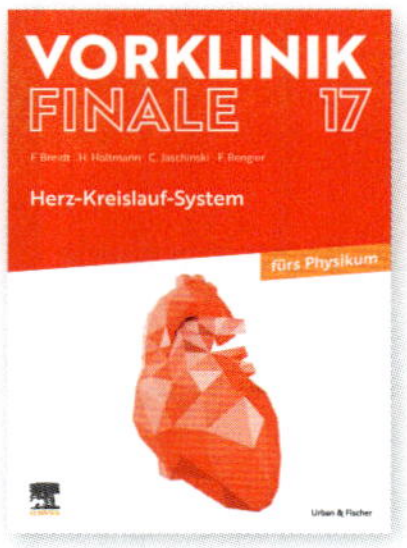

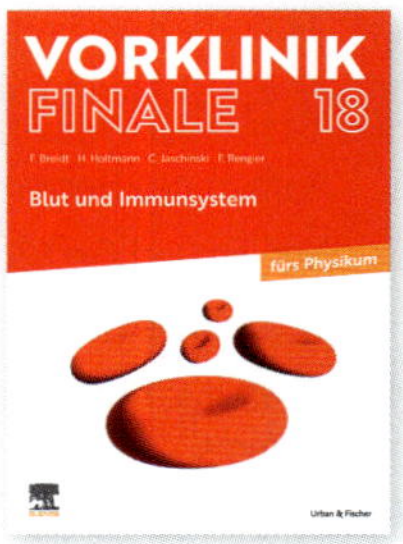

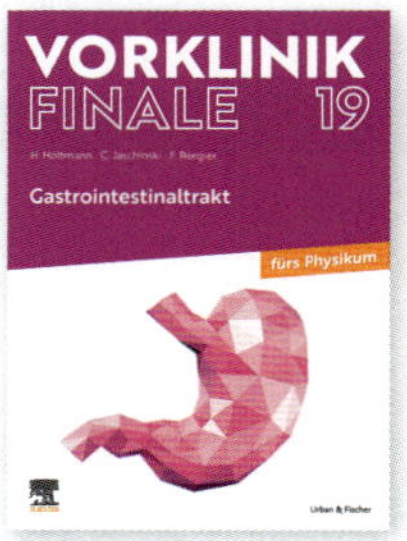

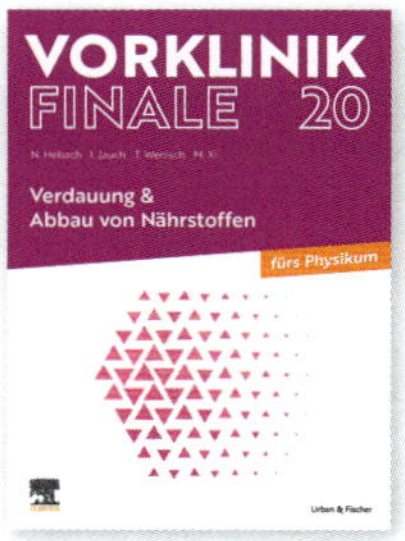

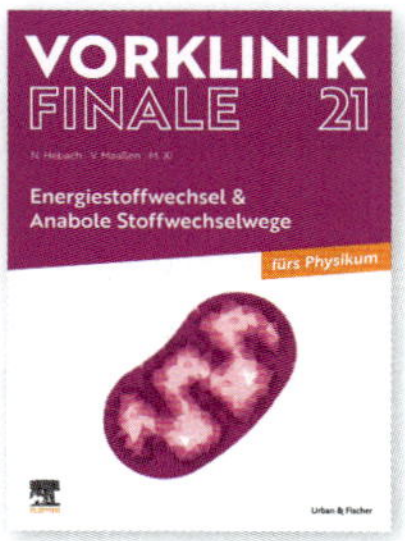

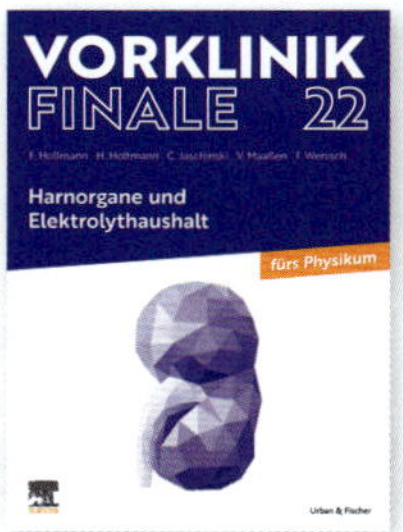

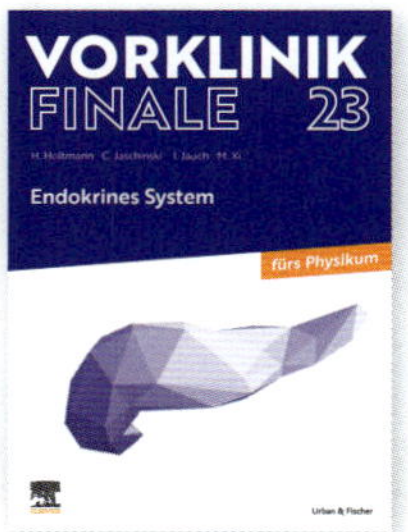

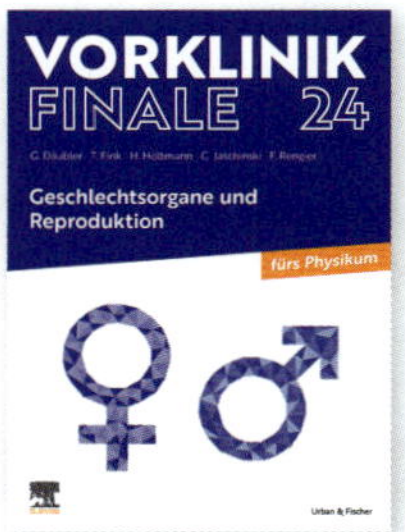

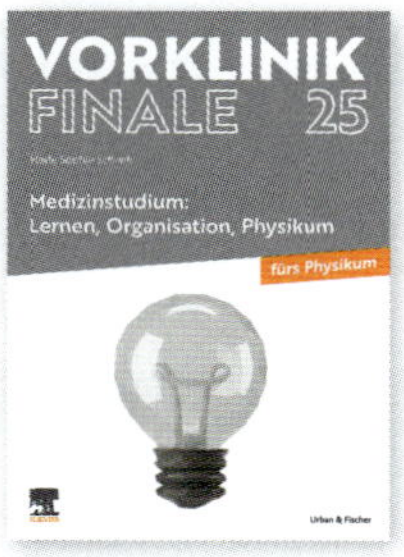

20230201d
Irrtümer vorbehalten. Stand 02/2023

Gregor Däubler, Thomas Fink, Henrik Holtmann,
Christoph Jaschinski, Fabian Rengier

Vorklinik Finale 24

Geschlechtsorgane und Reproduktion

1. Auflage

Unter Verwendung von Inhalten von:
Oliver Adolph

ELSEVIER

Elsevier GmbH, Bernhard-Wicki-Str. 5, 80636 München, Deutschland
Wir freuen uns über Ihr Feedback und Ihre Anregungen an kundendienst@elsevier.com

ISBN 978-3-437-44340-4
eISBN 978-3-437-05097-8

Wichtiger Hinweis
Die medizinischen Wissenschaften unterliegen einem sehr schnellen Wissenszuwachs. Der stetige Wandel von Methoden, Wirkstoffen und Erkenntnissen ist allen an diesem Werk Beteiligten bewusst. Sowohl der Verlag als auch die Autorinnen und Autoren und alle, die an der Entstehung dieses Werkes beteiligt waren, haben große Sorgfalt darauf verwandt, dass die Angaben zu Methoden, Anweisungen, Produkten, Anwendungen oder Konzepten dem aktuellen Wissensstand zum Zeitpunkt der Fertigstellung des Werkes entsprechen.
Der Verlag kann jedoch keine Gewähr für Angaben zu Dosierung und Applikationsformen übernehmen. Es sollte stets eine unabhängige und sorgfältige Überprüfung von Diagnosen und Arzneimitteldosierungen sowie möglicher Kontraindikationen erfolgen. Jede Dosierung oder Applikation liegt in der Verantwortung der Anwenderin oder des Anwenders. Die Elsevier GmbH, die Autorinnen und Autoren und alle, die an der Entstehung des Werkes mitgewirkt haben, können keinerlei Haftung in Bezug auf jegliche Verletzung und/oder Schäden an Personen oder Eigentum, im Rahmen von Produkthaftung, Fahrlässigkeit oder anderweitig übernehmen.

Für die Vollständigkeit und Auswahl der aufgeführten Medikamente übernimmt der Verlag keine Gewähr.
Geschützte Warennamen (Warenzeichen) werden in der Regel besonders kenntlich gemacht (®). Aus dem Fehlen eines solchen Hinweises kann jedoch nicht automatisch geschlossen werden, dass es sich um einen freien Warennamen handelt.

Bibliografische Information der Deutschen Nationalbibliothek
Die Deutsche Nationalbibliothek verzeichnet diese Publikation in der Deutschen Nationalbibliografie; detaillierte bibliografische Daten sind im Internet über https://www.dnb.de abrufbar.

23 24 25 26 27 5 4 3 2 1

In ihren Veröffentlichungen verfolgt die Elsevier GmbH das Ziel, genderneutrale Formulierungen für Personengruppen zu verwenden. Um jedoch den Textfluss nicht zu stören sowie die gestalterische Freiheit nicht einzuschränken, wurden bisweilen Kompromisse eingegangen. Selbstverständlich sind **immer alle Geschlechter** gemeint.

Planung: Susanne Szczepanek
Projektmanagement: Elisabeth Märtz
Redaktion, Abbildungsmanagement: Heike Siebert/Michael Kraft, mimo-booxx|textwerk. – Büro für Verlagsdienstleistungen, Augsburg
„Jetzt bist du dran!"-Seiten: Sabrina Burdorf, Miriam Kirschhock, Merle Sophie Schenk
Rechteklärung: Ramona Mühlbauer, Lisa Neulinger
Herstellung: Hildegard Graf, Germering
Satz: abavo GmbH, Buchloe
Druck und Bindung: Drukarnia Dimograf Sp. z o. o., Bielsko-Biała/Polen
Umschlaggestaltung: SpieszDesign, Neu-Ulm
Titelfotografie: © esbeauda – stock.adobe.com

Aktuelle Informationen finden Sie im Internet unter **www.elsevier.de**

Herzlich willkommen bei Vorklinik Finale!

Hier findest du alle Inhalte, die du für das Physikum brauchst!

Egal ob du am Beginn des Medizinstudiums stehst oder schon kurz vor dem Physikum, ob du in einem Regel- oder Reformstudiengang studierst – Vorklinik Finale unterstützt dich beim effizienten Lernen und Überblick gewinnen!

Gliederung nach Organen:

Durch die Gliederung nach Organen bzw. Organsystemen stehen hier die Inhalte zusammen, die zusammengehören: Die Biochemie, Physiologie und Histologie der Muskeltypen – alles in einem Kapitel. Physik/Optik, Anatomie der Augen und Physiologie des Sehens – direkt aufeinander folgend. Das hat mehrere **Vorteile:**

- Zum einen wird viel deutlicher, warum du naturwissenschaftliche Grundlagen lernst.
- Zum anderen bereitet dich diese Darstellung optimal auf den klinischen Abschnitt und die ärztliche Tätigkeit vor.
- Und außerdem: Bei der Darstellung nach Fächern werden viele Inhalte doppelt dargestellt, damit die Inhalte einem logischen Aufbau folgen. Im Vorklinik Finale sind diese Inhalte bereits zusammengefasst, das erleichtert dir das Lernen! Selbstverständlich sind **alle** relevanten Inhalte der Fächer enthalten.

Das steckt drin:

Vorklinik Finale erläutert dir von Heft 1 bis Heft 6 wichtige Grundlagen – diese lassen sich keinem Organsystem zuordnen, da musst du leider durch! – und führt dich von Heft 7 bis Heft 24 einmal durch alle Organsysteme. **Heft 25 gibt dir wertvolle Tipps zum Lernen im vorklinischen Abschnitt und zur Vorbereitung auf das Physikum.** Schau doch mal rein!

Du kannst die Hefte auf unterschiedliche Art nutzen:

- Während des vorklinischen Abschnitts, um dir einen Überblick über den gesamten Lernstoff zu verschaffen und Inhalte einzuordnen.
- Während des vorklinischen Abschnitts, um schnell zu sehen, wie Inhalte aus den einzelnen Fächern bei einem bestimmten Organsystem zusammenkommen.
- Und natürlich zur Vorbereitung auf das Physikum.

Alles drin und Überblick garantiert!

Ganz vorne und ganz hinten im Heft findest du jeweils eine Gesamtübersicht, einmal nach Organen und einmal nach Fächern.

Wir wünschen dir viel Freude und Erfolg im Medizinstudium!

So nutzt du die Vorklinik-Finale-Hefte

Navigation

Du siehst am Anfang jedes Kapitels und Teilkapitels, welche Fächer enthalten sind:

Physik, Physiologie

Wie bereits erwähnt, gibt es ganz vorne und ganz hinten im Heft jeweils eine **Gesamtübersicht,** einmal nach Organen und einmal nach Fächern.

Diese Markierungen weisen auf wichtige Inhalte hin

MERKE

Hier erhältst du wichtige Tipps und Hinweise.

KLINIK

Hier findest du relevante klinische Inhalte.

FOKUS

Hier stehen klinische Inhalte aus dem Fokuserkrankungs-Netzwerk gemäß Entwurf des neuen NKLM. Sie wurden damit als besonders wichtig für den vorklinischen Abschnitt definiert, und wir empfehlen, sie besonders aufmerksam anzusehen!

Besonders prüfungsrelevante Inhalte sind gelb hinterlegt.

Aktives Lernen und Überblick behalten

CHECK-UP

Am Ende jedes Teilkapitels stehen einige Verständnisfragen zum Selbstcheck. Das vermeidet ein „Gelesen, aber nicht gelernt".

Jetzt bist du dran!

Überblick gewinnen

Diese Kästen findest du am Ende jedes Teilkapitels. Sie erinnern dich daran, dass du dir die Inhalte kurz zusammenfasst, so dass du dir Schritt für Schritt Überblick verschaffst. Die Stichwörter werden am Ende des Kapitels weiterverwendet (siehe unten).

Jetzt bist du dran!

Am Ende jedes Kapitels haben wir dir diese Seite zur Bearbeitung vorbereitet. Sie schlägt dir verschiedene Aufgaben vor, wie du den Inhalt noch einmal aktiv wiederholen kannst.

Zeichenaufgabe / Anregungen zur weiteren Wiederholung

Studierende höherer Semester geben euch Tipps, wie ihr wichtige Inhalte aktiv zu Papier bringt. Ideal zum Wiederholen, allein und in Lerngruppen, auch zur mündlichen Vorbereitung.

Überblick gewinnen

Du hast ja bereits am Ende jedes Unterkapitels einige Stichwörter notiert. Hier kannst du daraus eine Mindmap oder Liste erstellen und damit aktiv Überblick gewinnen.

Abbildungsnachweis

Der Verweis auf die jeweilige Abbildungsquelle befindet sich bei allen Abbildungen im Werk am Ende des Legendentextes in eckigen Klammern.

E347-01 Neuhart H, in Moore K L, Persaud T V N. The Developing Human. Elsevier Saunders, 8. A. 2008

E352 Kierszenbaum A. Histology and Cell Biology: An Introduction to Pathology: Elsevier Mosby, 2007

E356 Katz V L. Comprehensive Gynecology. Elsevier Mosby, 5. A. 2007

E358 Bullock N, Double A, Turner H. Urology. Elsevier Churchill Livingstone, 2008

O523 Anneli Nau

R170-3 Welsch U. Sobotta Lehrbuch der Histologie. Unter Mitarbeit von Thomas Deller. Elsevier/Urban & Fischer, 3. A. 2010

R249 Moore/Persaud/Viebahn (Hrsg.). Embryologie: Entwicklungsstadien – Frühentwicklung – Organogenese – Klinik. Elsevier/Urban & Fischer, 5. A. 2007

R250 Holtmann/Bobkowski. Basics Histologie. Urban & Fischer, 1. A. 2008

R252 Welsch U. Sobotta: Atlas Histologie. 7. A. 2005 © Elsevier GmbH

R255 Rengier F. Basics Anatomie – Leitungsbahnen. Urban & Fischer, 1. A. 2009

S700 Sobotta-Archiv aus Paulsen/Waschke. Sobotta Atlas der Anatomie. 25. A. 2022 © Elsevier GmbH

Fehler gefunden?

An unsere Inhalte haben wir sehr hohe Ansprüche. Trotz aller Sorgfalt kann es jedoch passieren, dass sich ein Fehler einschleicht oder fachlich-inhaltliche Aktualisierungen notwendig geworden sind. Sobald ein relevanter Fehler entdeckt wird, stellen wir eine Korrektur zur Verfügung. Mit diesem QR-Code gelingt der schnelle Zugriff.

https://else4.de/978-3-437-44340-4

Wir sind dankbar für jeden Hinweis, der uns hilft, dieses Werk zu verbessern. Bitte richten Sie Ihre Anregungen, Lob und Kritik an folgende E-Mail-Adresse: kundendienst@elsevier.com

Inhaltsverzeichnis

KAPITEL

Anatomie

1 Entwicklung der Geschlechtsorgane

1.1 Gonadenanlage

Christoph Jaschinski

Anatomie

In der 5. EW entwickeln sich medial der Urnieren durch Proliferation des Zölomepithels und des darunterliegenden Mesenchyms die **Genitalleisten.**

Beim Mann wandern in diese primären Keimstränge Urkeimzellen **(primordiale Geschlechtszellen)** aus dem Endoderm des Dottersacks ein. Unter dem Einfluss der geschlechtsbestimmenden Region auf dem kurzen Arm des Y-Chromosoms **(SRY-Gen)** differenzieren sich die Genitalleisten ab der 7. EW zu Hoden.

Bei der Frau entwickeln sich etwas verzögert – ab der 10. EW – unter dem Einfluss mehrerer autosomaler und gonosomaler Chromosomen aus den Genitalleisten die Eierstöcke.

MERKE

Die **Gene** bestimmen die Entwicklung des **gonadalen Geschlechts.**

Jetzt bist du dran!

Überblick gewinnen

Notiere dir ca. 5 Stichwörter aus diesem Unterkapitel.

1.2 Deszensus der Gonaden

Christoph Jaschinski

Anatomie

Durch das Längenwachstum des Embryos wandern die Keimdrüsen im Laufe der Entwicklung relativ betrachtet nach kaudal. Als Leitstrukturen dienen dabei die sog. Keimdrüsenbänder.

Beim Mann bildet sich das obere Keimdrüsenband **(Zwerchfellband)** zurück. Das untere Keimdrüsenband **(Gubernaculum testis)** leitet den Hoden bei seinem Abstieg aus dem Bauchraum über den Leistenkanal in den Hodensack. Dabei zieht der Hoden einige Gewebeschichten mit sich, sodass sich von innen nach außen eine charakteristische Schichtung ergibt (➤ Tab. 1.1).

Tab. 1.1 Die Hüllen des Hodens als Abkömmlinge der Bauchwand

Hodenhülle	Entspricht in der Bauchwand
Tunica vaginalis testis • Lamina visceralis (Epiorchium) • Lamina parietalis (Periorchium)	Peritoneum • Lamina visceralis • Lamina parietalis
Fascia spermatica interna	Fascia transversalis
M. cremaster mit Fascia cremasterica	M. obliquus internus abdominis mit Faszie
Fascia spermatica externa	Faszie des M. obliquus externus abdominis + äußere Körperfaszie (Fascia investiens superficialis)
Tunica dartos	Tela subcutanea
Skrotalhaut	Bauchhaut

Bei der Frau vollziehen die Eierstöcke auch einen Deszensus, wenn auch nur geringfügig bis ins kleine Becken. Das obere Keimdrüsenband bleibt als **Lig. suspensorium ovarii** erhalten. Das untere Keimdrüsenband wird durch das Lig. latum uteri in 2 Abschnitte geteilt: **Lig. ovarii proprium** und **Lig. teres uteri.**

KLINIK

Maldescensus testis Bleibt der Hoden in der Bauchhöhle **(Kryptorchismus)** oder im Leistenkanal liegen, werden meistens aufgrund der dort höheren Temperatur keine Spermien gebildet.

Jetzt bist du dran!

Überblick gewinnen

Notiere dir ca. 5 Stichwörter aus diesem Unterkapitel.

1.3 Genitalwege

Christoph Jaschinski

Anatomie

Bei der Frau ist der **Ductus paramesonephricus (Müller-Gang)** die Vorläuferstruktur der Genitalwege (➤ Tab. 1.2). Der Müller-Gang entsteht lateral des Wolff-Gangs aus Zölomepithel. Als Ausstülpung, die nach distal offen ist, überkreuzt er kaudal den Wolff-Gang und fusioniert in der Medianebene mit dem Müller-Gang der Gegenseite. So entsteht der **Uterovaginalkanal,** aus dem sich der Uterus und der obere Teil der Vagina bilden.

Beim Mann entwickeln sich die Genitalwege aus dem **Wolff-Gang.** Treibende Kraft sind dabei die Leydig- und Sertoli-Zellen der männlichen Keimstränge. Leydig-Zellen bilden bis zum 5. EM **Testosteron,** das die Differenzierung des Wolff-Gangs vorantreibt. Danach stellen sie die Testosteronproduktion bis zur Pubertät wieder ein. Sertoli-Zellen produzieren das **Anti-Müller-Hormon,** das zu einer Rückbildung des Müller-Gangs führt.

Tab. 1.2 Entwicklung embryonaler Anlagen bei Mann und Frau

Embryonale Anlage	Mann	Frau
Wolff-Gang	• Ductus epididymidis • Ductus deferens • Glandula vesiculosa	Gartner-Gang (Rudiment)
Müller-Gang	Appendix testis (Rudiment)	• Fimbriae tubae uterinae • Tuba uterina • Uterus • Vagina

KLINIK

Ist die Verschmelzung der Müller-Gänge unvollständig, kann es zu einem **Uterus bicornis** (Uterus mit 2 Hörnern) kommen.

CHECK-UP

- In welchen Zellen wird Testosteron produziert?
- Welche Strukturen entstehen aus dem Wolff-Gang, welche aus dem Müller-Gang?

Jetzt bist du dran!

Überblick gewinnen

Notiere dir ca. 5 Stichwörter aus diesem Unterkapitel.

1.4 Äußere Genitalorgane

Christoph Jaschinski

Anatomie

Im Zeitraum der 4.–7. EW formen sich bei beiden Geschlechtern aus der Pars genitalis des Sinus urogenitalis die Vorläuferstrukturen der äußeren Genitalorgane: **Genitalhöcker, Genitalfalte** (Urethralfalte) und **Genitalwulst.**

Unter dem Einfluss von Testosteron entwickelt sich beim männlichen Embryo aus dem Genitalhöcker die Eichel (Glans penis). Die Genitalfalten vereinigen sich zur Harnröhre und die Genitalwülste wachsen zum Hodensack (Skrotum) heran.

Beim weiblichen Geschlecht steht die weitere Entwicklung maßgeblich unter dem Einfluss des Östrogens aus Plazenta und Eierstöcken. Aus dem Genitalhöcker entsteht der Kitzler (Clitoris). Die Genitalfalten differenzieren sich zu den kleinen Schamlippen (Labia minora pudendi) und die Genitalwülste zu den großen Schamlippen (Labia majora pudendi).

MERKE

Die **Hormone** bestimmen die Entwicklung der Genitalwege und äußeren Genitalorgane **(geschlechtsspezifischer Phänotyp).**

Jetzt bist du dran!

Überblick gewinnen

Notiere dir ca. 5 Stichwörter aus diesem Unterkapitel.

Jetzt bist du dran!

Zeichenaufgabe

Skizziere den Rumpf in frontaler Ansicht und zeichne (grob) den Descensus testis in die Skizze ein. Auf welcher Höhe werden die Testes angelegt? Woraus entstehen sie? Wie heißt ihre Leitstruktur?

Anregungen zur weiteren Wiederholung

Skizziere in ähnlicher Weise grob den Descensus der weiblichen Gonaden. Wie heißt hier die Leitstruktur?
Lege eine Zeitleiste an (waagrechte Linie, Zeitverlauf von links nach rechts) und markiere die wichtigsten Punkte der weiblichen und männlichen Genitalentwicklung.

Überblick gewinnen

Nutze deine gesammelten Stichwörter für eine Mindmap oder eine gegliederte Stichwortliste.

KAPITEL

Anatomie, Histologie, Physiologie

2 Weibliche Geschlechtsorgane

Die weiblichen Geschlechtsorgane werden in innere und äußere Genitale eingeteilt.

- **Innere Geschlechtsorgane:** Eierstöcke (Ovariae), Eileiter (Tubae uterinae), Gebärmutter (Uterus) und Scheide (Vagina)
- **Äußere Geschlechtsorgane:** große und kleine Schamlippen (Labia majores et minores), Scheidenvorhof (Vestibulum vaginae), Vorhofdrüsen (Glandulae vestibulares) und Kitzler (Clitoris)

Das Jungfernhäutchen (Hymen) trennt die äußeren von den inneren Geschlechtsorganen ab.

2.1 Eierstock

Henrik Holtmann, Christoph Jaschinski

Anatomie, Histologie

Der Eierstock **(Ovar)** ist die weibliche Keimdrüse (Gonade). In den Eierstöcken reifen die Eizellen (Oozyten) in Follikeln heran. Zum Zeitpunkt des Eisprungs (Ovulation) werden die Oozyten in die Eileiter abgegeben. Die Eierstöcke produzieren zudem **Östrogene** und **Gestagene.**

2.1.1 Makroskopischer Aufbau

Die Eierstöcke sind jeweils ca. 3–4 cm lang, 1–2 cm breit und 1 cm hoch. Das Ovar hat eine Pflaumenform. Nach medial **(Facies medialis)** liegen den Eierstöcken Dünndarm- oder Dickdarmschlingen an. Zur lateralen Seite hin **(Facies lateralis)** verlaufen im Boden der Fossa ovarica A. und V. obturatoria sowie der N. obturatorius.

MERKE

Aufgrund der räumliche Nähe zum N. obturatorius können Schmerzen bei entzündlichen Erkrankungen des Ovars bis zur Innenfläche des Oberschenkels ausstrahlen.

Jeder Eierstock hat einen apikalen und eine kaudalen Pol. Der apikale Pol wird als **Extremitas tubaria,** der kaudale als **Extremitas uterina** bezeichnet. Des Weiteren unterscheidet man einen freien hinteren Rand **(Margo liber ovarii)** von einem vorderen Rand **(Margo mesovaricus),** an dem die Gefäße und Nerven ein- und austreten (Hilum ovarii).

2.1.2 Feinstruktur

Das Ovar besteht an seiner Oberfläche aus **flachem bis prismatischem Peritonealepithel,** dem sog. **Müller-Epithel,** das bei jungen Frauen meist kubisch ist. Dem Epithel folgt die Tunica albuginea, eine Schicht aus straffem Bindegewebe. Unter dieser befindet sich die Rinde, die aus **spinozellulärem Bindegewebe** besteht. Die Rinde ist sehr zellreich und beherbergt die **Follikel,** einschließlich atretischer Follikel, sowie die **Corpora lutea** (Gelbkörper). Das Mark des Ovars besteht aus lockerem Bindegewebe und ist reich an Blutgefäßen, die aus Ästen der A. ovarica und dem R. ovaricus der A. uterina gespeist werden.

KLINIK

Vom Müller-Epithel des Ovars gehen die **primären epithelialen Ovarialtumoren** (Ovarialkarzinome) aus. Am häufigsten sind dabei seröse Karzinome, vor muzinösen, endometrioiden und klarzelligen Karzinomen.

2.1.3 Topografie

Die Eierstöcke liegen intraperitoneal in der Fossa ovarica des kleinen Beckens. Somit liegen sie auch ventral des Ureters, der Gabelung der Aa. iliacae communis in Aa. iliacae externae und Aa. iliacae internus und dem Art. sacroiliaca. Sie werden durch einen ausgeprägten Bandapparat fixiert:

- **Lig. suspensorium ovarii** (Lig. uteroovaricum): verbindet den oberen Pol mit der seitlichen Beckenwand und enthält die **A. ovarica**
- **Lig. ovarii proprium** (Lig. uteroovaricum): verläuft vom unteren Pol zum Uterus und führt den R. ovaricus der **A. uterina**
- **Mesovarium:** Teil des Lig. latum uteri

CHECK-UP

Wie wird das das Ovar bedeckende Epithel genannt?

Jetzt bist du dran!

Überblick gewinnen

Notiere dir ca. 5 Stichwörter aus diesem Unterkapitel.

2.2 Eileiter

Henrik Holtmann, Christoph Jaschinski

Anatomie, Histologie

Der Eileiter **(Tuba uterina, Tube)** ist ein ca. 10–14 cm langer Muskelschlauch, der die vom Ovar abgegebenen Oozyten auffängt und in die Gebärmutter transportiert. Der Eileiter ist auch der Ort der Befruchtung.

MERKE
Tuben und Ovarien werden auch als **Adnexe** des Uterus bezeichnet.

2.2.1 Makroskopischer Aufbau

Der Eileiter lässt sich in 4 Abschnitte einteilen (➤ Abb. 2.1):

- **Infundibulum tubae uterinae:** Der 1–2 cm lange Tubentrichter beginnt am Ostium abdominale und ist mit 20–30 fransenartigen Fortsätzen (Fimbriae tubae) bestückt. Einer dieser Fortsätze steht in direktem Kontakt mit dem Ovar (Fimbria ovarica).
- **Ampulla tubae uterinae:** Die Ampulle stellt mit einer Länge von ca. 7–8 cm die lateralen ⅔ der Tube. Sie ist nicht nur der größte, sondern auch der weiteste Teil der Tube. Hier findet zumeist die Befruchtung der ovulierten Eizelle statt.
- **Isthmus tubae uterinae:** In Richtung Uterus verjüngt sich die Tube zum 3–6 cm langen Isthmus, dem medialen Drittel der Tube. Er bildet gemeinsam mit dem Uterus den Tuben-Uterus-Winkel.
- **Pars uterina tubae:** Dieser intramurale Abschnitt der Tube wird durch das Ostium uterinum gebildet und ist mit 0,1–1 mm Durchmesser zugleich engste Stelle der Tube.

2.2.2 Feinstruktur

Die Aufgabe der Tubae uterinae besteht in der Aufnahme der Eizelle aus dem Ovar und ihrem Transport in den Uterus. Die Pars ampullaris ist darüber hinaus der häufigste Ort der Eizellbefruchtung. Die Wand der Tube besteht aus vier Schichten:

- Tunica mucosa
- Tunica muscularis
- Tela subserosa
- Tunica serosa

Die Tunica mucosa ist in longitudinale Falten aufgeworfen, die im Bereich der Ampulla am stärksten ausgebildet sind. Auf Querschnitten durch die Tuba nimmt die Tunica mucosa fast das gesamte Lumen ein.

Wandschichtung

Die Schleimhaut der Tuba uterina besteht aus einem einschichtig prismatischen Epithel, das sich sowohl aus kinozilientragenden Flimmerzellen, die für den Transport der Eizelle in Richtung Uterus sorgen, als auch aus mikrovillibesetzten sekretorischen Zellen, die der Ernährung der Eizelle dienen, zusammensetzt. Abgestorbene sekretorische Zellen bleiben als helle **Stiftchenzellen** zurück. Die Lamina propria aus lockerem Bindegewebe bildet das Gerüst der Schleimhautfalten.

Die Tunica muscularis besteht aus 3 Schichten glatter Muskelzellen:

- **Innen:** Längs- und Ringmuskelschicht, die für den Eizelltransport verantwortlich sind
- **Mitte:** lockere Muskulatur
- **Außen:** spiralförmig angeordnete Muskelschicht, die für die Beweglichkeit der Fimbrien zuständig ist

Die Tela subserosa besteht aus lockerem Bindegewebe und enthält viele Blutgefäße – im Wesentlichen einen Venenplexus – sowie Reste der Urnierenkanälchen (**Epoophoron** oder **Paroophoron**), die als **Parovarialzysten** imponieren können. Die Tunica serosa ist eine Bindegewebsschicht mit **peritonealem Epithelüberzug.**

2.2.3 Topografie

Die Tuba uterina zieht vom Uterus ventral am Ovar vorbei und kommt kraniodorsal des Ovars zum Liegen. Sie befindet sich intraperitoneal am oberen Rand des Lig. latum uteri. Dieser Teil des Lig. latum uteri wird analog zum Mesovar auch Mesosalpinx genannt. Zusätzlich ist die Ampulla tubae uterinae über das Lig. suspensorium ovarii an der seitlichen Beckenwand befestigt.

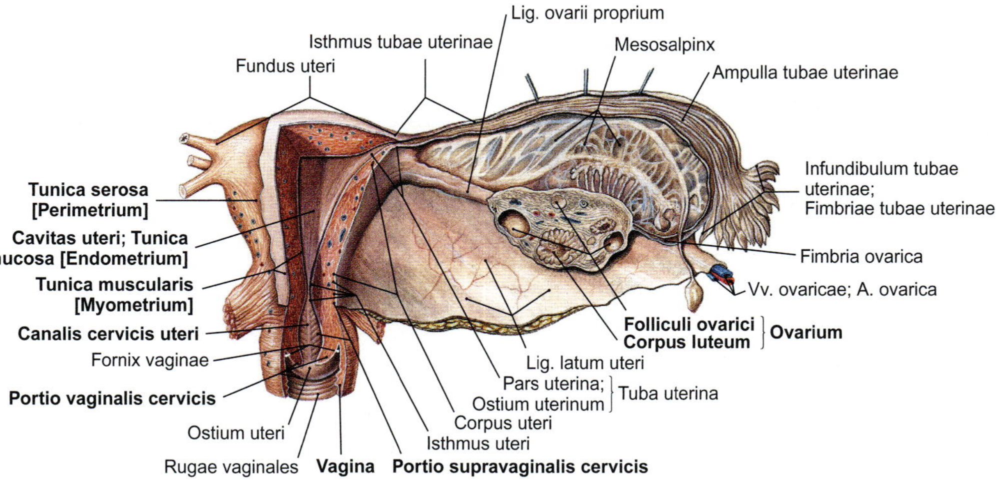

Abb. 2.1 Gebärmutter, Eierstock und Eileiter, Ansicht von dorsal (Sobotta-Archiv aus Paulsen/Waschke. Sobotta Atlas der Anatomie. 25. A. 2022 © Elsevier GmbH) [S700]

KLINIK

Salpingitis (Eileiterentzündung): Der Isthmus tubae uterinae hat bei Anteflexion des Uterus Kontakt zu Harnblase, sodass es bei einer Salpingitis zur Reizung der Harnblasenwand und somit zu verstärktem Harndrang kommen kann.

Durch die intraperitoneale Lage stehen die Tubae uterinae mit Dünn- und Dickdarmschlingen in Kontakt. Dabei kann eine ins kleine Becken herabhängende Appendix vermiformis die rechte Tube berühren.

CHECK-UP

Beschreibe die Abschnitte des Eileiters!

Jetzt bist du dran!

Überblick gewinnen

Notiere dir ca. 5 Stichwörter aus diesem Unterkapitel.

2.3 Gebärmutter

Henrik Holtmann, Christoph Jaschinski

Anatomie, Histologie

Die Gebärmutter **(Uterus)** ist ein muskuläres Hohlorgan. In der Schwangerschaft dient sie dem Schutz und der Ernährung des ungeborenen Kindes.

2.3.1 Makroskopischer Aufbau

Der birnenförmige Uterus ist ca. 7–8 cm lang, 5–7 cm breit und 2–3 cm dick. Während der Schwangerschaft kann der Uterus bis zu 30 cm groß werden. Man gliedert ihn in 2 Abschnitte:

- **Gebärmutterkörper (Corpus uteri):** bildet die kranialen ⅔ des Uterus. Er besitzt eine ventrale Facies vesicalis und eine dorsale Facies intestinalis. Innerhalb des Corpus uteri liegt die Gebärmutterhöhle **(Cavitas uteri).** Sie wird bei ventraler Ansicht kuppelartig vom **Fundus uteri** überdeckt. Die Cavitas uteri verjüngt sich in Richtung der Eileiter zu den beiden Gebärmutterhörnern **(Cornua uteri dextra und sinistra).** Nach kaudal endet das Corpus uteri im inneren Muttermund **(Ostium uteri internum).**
- **Gebärmutterhals (Cervix uteri):** In Richtung Scheide schließt sich dem Corpus uteri die **Portio supravaginalis cervicis** an. Sie ist von Bindegewebe umgeben, das man auch als **Parazervix** bezeichnet. Als nächster Abschnitt folgt die **Portio vaginalis cervicis.** Sie wölbt sich halbmondförmig bis in die Scheide hinein. In der Portio vaginalis cervicis liegt der äußere Muttermund **(Ostium uteri externum).** Bei einer Nullipara erscheint dieser bei gynäkologischer Betrachtung rund bis oval. Hat eine Frau bereits vaginal geboren (Primipara, Bipara bzw. Multipara), formt das Ostium uteri externum eine quere Spalte. Innerhalb des Gebärmutterhalses liegt zwischen innerem und äußerem Muttermund der Zervixkanal **(Canalis cervicis).** Er ist ca. 3–4 cm lang, spindelförmig und mit Falten **(Plicae palmatae)** ausgekleidet. Physiologischerweise ist der Canalis cervicis mit dem **Kristeller-Schleimpfropf** durchsetzt, der von den Gll. cervicales des Canalis cervicis gebildet wird.
- Das Corpus uteri wird von der Cervix uteri durch den **Isthmus uteri** getrennt. Man rechnet ihn zwar zur Cervix uteri. Allerdings enthält er Korpusendometrium.

2.3.2 Feinstruktur

Der Uterus hat die Aufgabe, die Eizelle aus der Tube aufzunehmen, als Fruchthalter zu dienen sowie durch rhythmische Kontraktionen (Wehen) während der Geburt das Kind auszutreiben. Die Wand des **Corpus uteri** besteht aus 3 Schichten:

- **Endometrium:** innere Schicht (Tunica mucosa)
- **Myometrium:** mittlere Schicht (Tunica muscularis)
- **Perimetrium:** äußere Schicht (Tunica serosa und Tela subserosa)

Endometrium des Corpus uteri

Das Endometrium besteht aus einschichtig prismatischem Epithel mit vereinzelten kinozilientragenden Zellen und von ihm ausgehenden tubulösen Drüsen, eingebettet in eine Lamina propria (Stroma) aus mesenchymalem Bindegewebe. Im Hinblick auf den Menstruationszyklus ist es wichtig, das Endometrium in **2 Bereiche** zu unterteilen:

- **Str. basale** (Basalis): Die Basalis befindet sich über dem Myometrium und hat eine Dicke von ca. 1 mm. Sie wird während des Menstruationszyklus nicht abgestoßen, dient aber der Regeneration der Uterusschleimhaut.
- **Str. functionale** (Funktionalis): Die Funktionalis, die sich in eine **Pars spongiosa** und eine **Pars compacta** unterteilt, ist die oberflächliche, 5–8 mm dicke Schicht, die sich während des Zyklus verändert und bei der Menstruation abgestoßen wird.

Die zyklischen Veränderungen des Endometriums – also der Menstruationszyklus – haben im Mittel eine Dauer von 28 Tagen. Der Menstruationszyklus gliedert sich in 3 Phasen:

- Desquamationsphase: Blutung, 1.–3. Tag
- Proliferationsphase: 4.–14. Tag
- Sekretionsphase: 15.–28. Tag

Desquamationsphase Die Desquamationsphase (Menstruationsphase) wird durch den Abfall des Östrogen- und Progesteronspiegels eingeleitet. Die Funktionalis wird aufgrund einer Minderdurchblutung ihrer Spiralarterien ischämisch und proteolytische Enzyme desintegrieren sie. Sie wird abgestoßen und es blutet aus ihren rupturierten Blutgefäßen **(Menstruation).** Das Myometrium unterstützt durch Kontraktionen die Ausstoßung der Funktionalis.

Proliferationsphase Die Proliferationsphase beginnt schon während der Blutung mit dem Anstieg des Östrogenspiegels. Die Regeneration der Funktionalis geht von der Basalis aus. Durch mitotische Teilungen der Drüsen, des Oberflächenepithels und der Stromazellen wird die Funktionalis wieder neu aufgebaut. Die Drüsen haben zunächst einen **gestreckten** Verlauf, da sie aber schneller wachsen als das sie umgebende Stroma, zeigen sie in der späteren Proliferationsphase einen **geschlängelten** Verlauf (➤ Abb. 2.2).

Sekretionsphase Die Sekretionsphase wird durch die luteale Phase des ovariellen Zyklus beeinflusst. Das im Corpus luteum sezernierte Progesteron beeinflusst die Glykogen- und Glykoproteinbildung in den Drüsenzellen des Str. functionale. In den Zellen des Drüsenepithels finden sich nun **retronukleäre Glykogenvakuolen;** dabei handelt es sich um Glykogenablagerungen, die unter dem Lichtmikroskop wie Vakuolen aussehen und das basal liegende Zytoplasma in Standardfärbungen blass erscheinen lässt. Die Vakuolenbildung erreicht am 4. Tag nach der Ovulation ihr Maximum und nimmt dann ab. Die Drüsen nehmen allmählich eine sägeblattartige Form an, ihr Lumen wird weiter und enthält Sekret, v. a. die im Drüsenepithel produzierten Glykoproteine. Das Drüsenepithel ist in Falten aufgeworfen. Im Interstitium des Str. functionale entwickelt sich ein interstitielles Ödem. Stromazellen häufen Glykogen und Lipide für eine möglicherweise anstehende Schwangerschaft an, wodurch sie aufgedunsen erscheinen **(Pseudodezidualzellen).** Die Arterien, die aufgrund ihres spiraligen Verlaufs als Spiralarterien bezeichnet werden, wachsen hormonabhängig von basal in das Str. functionale ein. Zum Ende der Sekretionsphase kontrahieren die Spiralarterien aufgrund abfallender Hormonspiegel und können die Funktionalis nicht mehr mit Blut versorgen. Die Desquamationsphase beginnt.

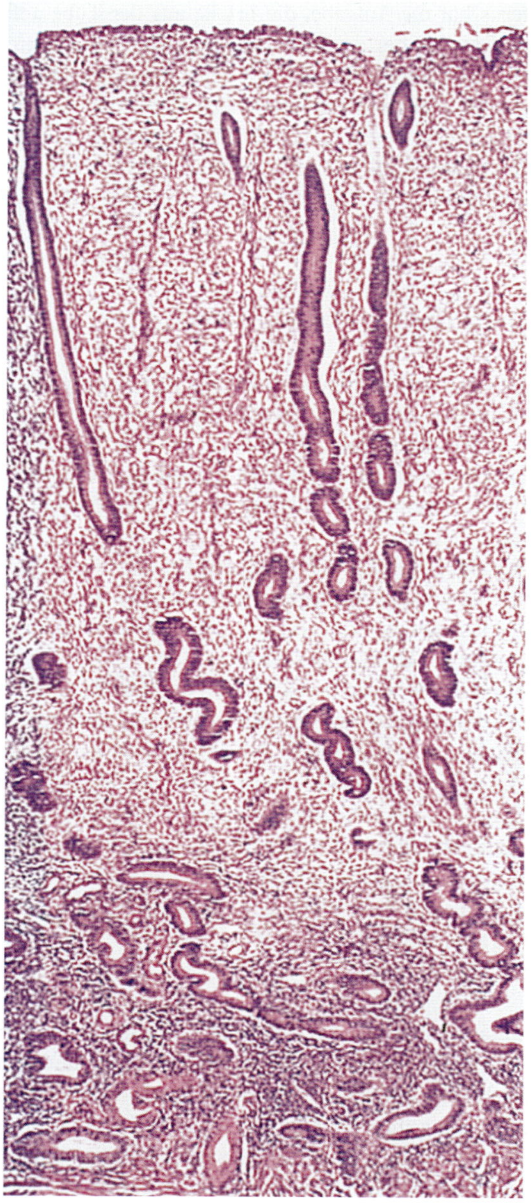

Abb. 2.2 Endometrium in der späten Proliferationsphase (H. E., mittlere Vergrößerung) [E356]

Myo- und Perimetrium des Corpus uteri

Myometrium Eine 1,5–2 cm dicke Schicht aus longitudinal, schräg und zirkulär verlaufenden glatten Muskelzellen. Die im nicht fruchttragenden Uterus 20–50 µm langen Muskelzellen vergrößern ihre Länge im fruchttragenden Uterus durch Hyperplasie und Hypertrophie auf 600–800 µm. Untereinander sind die Muskelzellen durch Gap junctions verbunden, die in der Schwangerschaft an Zahl zunehmen und Grundlage der Erregungsausbreitung der durch Oxytocin gesteuerten Wehentätigkeit sind. Zwischen den Muskelzellen befinden sich viele Blutgefäße. Das Myometrium gliedert sich daher auch in 3 Unterschichten:

- **Str. submucosum** (Str. subvasculosum): innere, dem Endometrium zugewandte Schicht
- **Str. vasculosum:** dickste Schicht, besonders gefäßreich
- **Str. supravasculosum:** äußere, dem Perimetrium zugewandte Schicht

Perimetrium Besteht aus einer Serosa und einer schmalen Bindegewebsschicht. Seitlich geht das Perimetrium in die **Ligg. lata** über.

Isthmus uteri

Am kaudalen Pol geht das Corpus uteri in den **Isthmus uteri** über, dessen endometriale Funktionalis kaum am Zyklus beteiligt und daher auch – ähnlich der Basalis – flacher ist. Das Myometrium enthält hier weniger Gefäße.

Cervix uteri

Am inneren (histologischen) Muttermund geht der Isthmus in die **Cervix uteri** (Zervix) über. Die Schleimhaut der Zervix ist in Falten **(Plicae palmatae)** aufgeworfen, dazwischen finden sich kryptenartige tubulöse Drüsen. Die Schleimhaut ist von hochprismatischem Epithel überzogen, das schleimbildende Zellen und wenige basal gelegene Reservezellen enthält. Erstere produzieren ein gegen Infektionen schützendes alkalisches Sekret, das viskös ist. Aus Letzteren regeneriert sich das Oberflächenepithel. Während der Ovulation wird dieser Schleim dünnflüssig sowie fadenziehend (**„spinnbar“**) und begünstigt den Durchtritt der Spermien. Die Gestalt des Zervix-Endometriums ändert sich während des Menstruationszyklus kaum.

Portio vaginalis cervicis

Die **Portio vaginalis cervicis** (Portio) ist der in die Vagina hineinhängende Bereich der Zervix. In ihrem Zentrum mündet mit dem äußeren Muttermund der Zervikalkanal. Vor der Pubertät und nach der Menopause ist sie – wie auch die Vagina – ausschließlich mit mehrschichtig unverhorntem Plattenepithel überzogen.

Unter dem Einfluss der ovariellen Hormone reicht das Zervixepithel während der reproduktiven Phase bis an die externe Portiooberfläche und die scharfe Grenze zum Plattenepithel wandert nach kaudolateral. In dem sog. **ektropionierten Bereich** der Zervikalschleimhaut, dem ausgestülpten Grenzbereich, kann es zu **Plattenepithelmetaplasien** kommen. Er wird deshalb auch als **Umwandlungszone** bezeichnet. Das Myometrium enthält weniger Muskelzellen als im Corpus uteri. Ein Perimetrium ist nicht vorhanden.

KLINIK

Der Verschluss ektropionierter Zervixdrüsen durch die Plattenepithelmetaplasien der Umwandlungszone kann zu einem Sekretstau führen, wodurch die Drüsen zu **Retentionszysten** anschwellen können, die als **Ovula Nabothi** bezeichnet werden.

2.3.3 Topografie

Der Uterus liegt im kleinen Becken zwischen Harnblase und Rektum. Er teilt das kleine Becken in eine vordere **(Excavatio vesicouterina)** und eine hintere Bauchfelltasche **(Excavatio rectouterina, Douglas-Raum).** Letztere ist der tiefste Punkt der Peritonealhöhle, sodass sich Ergüsse, Abszesse und Peritonealblutungen dort sammeln und punktieren lassen.

Kaudal grenzt die Excavatio rectouterina an das hintere Scheidengewölbe. Nach kranial besteht eine direkte Nachbarschaft des Uterus zu Dünndarm und Colon sigmoideum. Fundus und Corpus uteri sind aufgrund ihrer intraperitonealen Lage mit Peritoneum überzogen. Die Cervix uteri hingegen liegt extraperitoneal.

KLINIK

Descensus uteri Der Uterus liegt gewöhnlich auf Höhe der beiden Spinae iliacae anteriores superiores. Sollte der Uterus unter dieser Linie liegen, spricht man von einem Descensus uteri. Meist ist dies die Folge einer Schwächung des Diaphragma pelvis.

Uterus-Position Von klinischer Bedeutung und Prüfungsrelevanz ist die Lage des Uterus:

- **Versio:** Stellung des Uterus im Verhältnis zur Vagina, gewöhnlich 90° nach ventral
- **Flexio:** Stellung des Corpus uteri im Verhältnis zum Uterushals, gewöhnlich 100° nach ventral
- **Positio:** Lage des Uterus relativ zur Medianebene – z. B. zentropositioniert, dextropositioniert oder sinistropositioniert.

MERKE

Die normale Lage des Uterus ist durch eine **Anteversio-Anteflexio** gekennzeichnet. Eine Retroversio uteri ist nicht pathologisch, kann aber beim Austragen des Kindes problematisch werden, wenn dieses in der Excavatio rectouterina eingeklemmt wird.

Bandapparat Der Uterus wird durch verschiedenste Haltebänder fixiert:

- **Lig. ovarii proprium**
- **Lig. suspensorium ovarii**
- **Lig. teres uteri** (Lig. rotundum): zieht vom Tuben-Winkel durch den Leistenkanal bis zu den großen Schamlippen und verhindert die Retroversion des Uterus
- **Lig. latum uteri:** eine annähernd vertikale Bindegewebsplatte, die nach kranial in Mesosalpinx und Mesovar ausläuft
- **Lig. cardinale** (Lig. transversum cervicis, **Mackenroth-Band**): fixiert die Cervix uteri an der seitlichen Beckenwand
- **Lig. vesicouterinum:** zieht als Fortsetzung des Lig. pubovesicale von der Symphyse über den Blasenhals zur Cervix uteri
- **Lig. sacrouteriunum:** zieht vom Os sacrum zum Uterus
- **Lig. rectouterinum:** wirft beidseits die Plica rectouterina, die die Excavatio rectouterina lateralwärts begrenzt

Die bindegewebigen Verbindungen des Uterus zur Umgebung werden unter dem Begriff **Parametrium** zusammengefasst.

CHECK-UP

- In welcher Lage befindet sich gewöhnlich der Uterus?
- Nenne die verschiedenen Haltebänder des Uterus!
- Beschreibe den Schichtenbau des Endometriums und dessen zyklusabhängige Veränderungen?

Jetzt bist du dran!

Überblick gewinnen

Notiere dir ca. 5 Stichwörter aus diesem Unterkapitel.

2.4 Scheide

Henrik Holtmann, Christoph Jaschinski

Anatomie, Histologie

Die Scheide **(Vagina)** ist ein ca. 10 cm langer fibromuskulärer Schlauch. Sie ist gleichzeitig Kopulationsorgan, Geburtskanal und Ausführungsgang für die abgestoßenen Endometriumsbestandteile. Milchsäurebakterien, die physiologischerweise die Scheide besiedeln bilden ein **saures Scheidenmilieu** zum Schutz vor Infektionen.

2.4.1 Makroskopischer Aufbau

Die Scheide verbindet den Scheidenvorhof **(Vestibulum vaginae)** mit dem Uterus. Sie umfasst zirkulär die Einmündung des Uterus in die Scheide **(Portio vaginalis uteri).** Dadurch entsteht das Scheidengewölbe **(Fornix vaginae),** das sich in die Pars anterior, Pars posterior und die beiden Partes laterales unterteilen lässt. Das Jungfernhäutchen (Hymen) verschließt meist inkomplett den Scheidenmund **(Ostium vaginae, Introitus vaginae),** sodass der Scheidenvorhof von der Scheide abgetrennt ist.

MERKE

Beim ersten Geschlechtsverkehr **(Defloration)** reißt das Hymen ein. Als narbiger Rest bleiben warzenförmige Erhebungen (Carunculae hymenales) zurück. Es besteht nun über die Vagina und den Uterus eine direkte Verbindung zwischen Bauchhöhle und Umwelt.

Die Oberfläche der Vagina ist querfaltig aufgeworfen **(Rugae vaginales).** An der Vorderseite imponiert als säulenförmige Erhebung die Columna rugarum anterior, an der Hinterseite die Columna rugarum posterior. Beide entstehen durch darunterliegende Venengeflechte. Als kaudale Erweiterung der Columna rugarum anterior wirft die ventral verlaufende Harnröhre eine Längsfalte, Carina urethralis, auf.

2.4.2 Feinstruktur

Die Wand der Vagina setzt sich aus 3 Schichten zusammen: Mukosa, Muskularis und Adventitia. Die Mukosa besteht aus mehrschichtig unverhorntem Plattenepithel und einer Lamina propria aus lockerem Bindegewebe. Das mehrschichtige unverhornte Plattenepithel ist aus vier Schichten aufgebaut:

- **Str. basale**
- **Str. parabasale**
- **Str. intermedium**
- **Str. superficiale**

Die Mukosa enthält keine Drüsen, aber ihre Oberfläche ist von Schleim bedeckt, der entweder aus dem Gebärmutterhals oder als Transsudat aus dem Vaginalepithel stammt. In der lutealen Phase des ovariellen Zyklus werden die oberflächlichen Zellen des Vaginalepithels abgeschilfert. Das Glykogen dieser Zellen dient den **Döderlein-Bakterien** zur Herstellung von Milchsäure, die der Vagina ihr saures Milieu **(pH 4–5)** verleiht.

2.4.3 Topografie

Die Vagina liegt subperitoneal im kleinen Becken. Sie zieht in der Mediansagittalebene liegend von ventrokaudal durch den **Hiatus urogenitalis** des Diaphragma urogenitale nach dorsokranial. Ventral ist sie durch weiches Bindegewebe **(Septum vesicovaginale)** mit der Harnröhre und der Harnblase verbunden. Nach lateral verbindet das **Parakolpium** die Vagina mit dem Beckenbindegewebe. Das nur wenige Millimeter dicke **Septum rectovaginale** grenzt die Vagina nach dorsal vom Rektum und Analkanal ab. Das hintere Scheidengewölbe grenzt an den Douglas-Raum.

CHECK-UP

Wie ist die innere Oberfläche der Vagina bedeckt? Beschreibe den Schichtenbau!

Jetzt bist du dran!

Überblick gewinnen

Notiere dir ca. 5 Stichwörter aus diesem Unterkapitel.

2.5 Äußere Geschlechtsorgane

Henrik Holtmann, Christoph Jaschinski

Anatomie, Histologie

Die äußeren weiblichen Genitalien **(Vulva)** reichen vom Unterrand der Symphyse bis zum Dammbereich **(Perineum)** sowie in der Tiefe bis zum Hymen, wo die inneren Genitalien beginnen.

2.5.1 Schamberg

Der Schamberg **(Mons pubis)** wird durch ein subkutanes Fettpolster gebildet, das ventral der Symphyse liegt. Auffällig ist die Schambehaarung **(Pubes).**

2.5.2 Große Schamlippen

Die großen Schamlippen **(Labia majora pudendi)** sind breite, längliche Hautfalten, die vom Mons pubis zum Perineum ziehen. Sie umfassen die Schamspalte **(Rima pudendi)** und sind an der Außenseite pigmentiert und behaart. An der Innenseite erscheinen sie rötlich und sind unbehaart. Des Weiteren finden sich **Talg-, Schweiß- und Duftdrüsen,** die an der Innenseite zahlreicher sind als an der Außenseite.

Die Labia majora pudendi enthalten Fettgewebe und Venengeflechte, die den weiblichen Schwellkörper **(Bulbus vestibuli)** bilden. Dieser ist durch den M. bulbospongiosus bedeckt und entspricht dem Corpus spongiosum penis beim Mann.

Über eine Hautfalte sind die beiden Labia majora pudendi ventral an der Commissura labiorum anterior (vordere Schamlippenverbindung) und dorsal an der Commissura labiorum posterior (hintere Schamlippenverbindung) miteinander verbunden. In den Labia majora pudendi enden zudem die Ligg. teretes uteri.

2.5.3 Kleine Schamlippen

Die kleinen Schamlippen **(Labia minora pudendi)** sind dünne, gerunzelte Hautfalten, die den Scheidenvorhof begrenzen. Sie sind im Gegensatz zu den großen Schamlippen unbehaart und fettfrei. Am vorderen Ende verjüngen sich die Labia majora pudendi zu den Kitzlerzügeln **(Frenula clitoridis)** und gehen schließlich ventral der Klitoris ins Praeputium clitoridis über. Am hinteren Ende vereinigen sich die kleinen Schamlippen zu den Frenula labiori pudendi und umfassen so die Fossa vestibuli pudendi.

2.5.4 Scheidenvorhof

Der Scheidenvorhof **(Vestibulum vaginae)** wird meistens erst nach Spreizen der kleinen Schamlippen sichtbar. Er beherbergt:

- **Ostium urethrae externum:** liegt ca. 2 cm dorsal des Kitzlers.
- **Ostium vaginae.**
- **Glandulae vestibulares majores (Bartholin-Drüsen):** liegen lateral des Ostium vaginae und entsprechen den Gll. bulbourethrales beim Mann. Sie dienen der Befeuchtung vor und während des Geschlechtsverkehrs **(Lubrikation).**
- **Glandulae vestibulares minores:** liegen in der Tiefe der kleinen Schamlippen und sind makroskopisch nicht sichtbar. Sie befeuchten ebenfalls den Scheidenvorhof bei sexueller Erregung.
- **Glandulae paraurethrales (Skene-Drüsen):** liegen direkt lateral der Urethramündung und gleichen entwicklungsgeschichtlich der Prostata.

KLINIK

Bartholinitis Entzündung der Bartholin-Drüsen. Meistens ist nur der Ausführungsgang betroffen, der dann als roter Punkt makroskopisch sichtbar ist.

2.5.5 Kitzler

Der Kitzler **(Clitoris)** dient der sexuellen Erregung und entspricht den Corpora cavernosa penis beim Mann. Die Clitoris besteht aus 2 erektilen Schwellkörper **(Corpora cavernosa clitoridis),** die den Klitoriskörper **(Corpus clitoridis)** bilden. Dieser endet in der Eichel **(Glans clitoridis).**

Ventral wird der Kitzler durch eine Vorhaut **(Praeputium clitoridis)** überzogen. Über die 2 Klitorisschenkel **(Crura clitoridis),** die von den Mm. ischocavernosi bedeckt sind, ist die Clitoris an den unteren Schambeinästen fixiert. Zudem befestigt das Lig. suspensorium clitoridis die Clitoris am Symphysenunterrand.

CHECK-UP

Welche Drüsen lassen sich im Scheidenvorhof unterscheiden?

Jetzt bist du dran!

Überblick gewinnen

Notiere dir ca. 5 Stichwörter aus diesem Unterkapitel.

2.6 Weibliche Brust

Gregor Däubler, Henrik Holtmann, Christoph Jaschinski

Anatomie, Histologie, Physiologie

2.6.1 Entwicklung

Die weiblichen Brüste **(Mammae)** entwickeln sich aus verdicktem Epithel des Oberflächenektoderms, den **Milchleisten.** Diese reichen zwischenzeitlich auf beiden Körperhälften von den oberen Extremitätenknospen bis in die Leistengegend. Allerdings bleiben nur zwei Reste im Bereich der Mm. pectorales majores erhalten.

Infolge der plazentaren Sekretion von Sexualhormonen bilden sich geschlechtsunabhängig bis zur Geburt 12–20 Milchgänge, die **Ductus lactiferi,** aus, die sich jeweils zu einem Milchsäckchen, **Sinus lactifer,** aufweiten und schließlich einzeln auf der Brustwarze münden.

Aus dem die Milchleisten umgebenden Mesenchym bildet sich zellreiches Bindegewebe (Mantelgewebe), faserreiches Bindegewebe und Fettgewebe. Während der Pubertät führen eine erhöhte Konzentration an Östrogen, Prolaktin, Kortikoiden und Wachstumshormonen zum Wachstum des Drüsen- und Fettgewebes **(Thelarche).** Bis zum 20. Lebensjahr ist die Entwicklung der Brust gewöhnlich abgeschlossen. Im Falle einer Schwangerschaft induziert das Mantelgewebe die Vermehrung des Drüsengewebes. Beim Mann unterdrückt das Testosteron die Brustentwicklung.

2.6.2 Aufbau

Die weibliche Brust **(Mamma)** ist ein sekundäres Geschlechtsorgan, das der Milchbildung (Laktation) und als erogene Zone der sexuellen Stimulation dient. Sie besteht zu 80 % aus Fett- und Bindegewebe und zu 20 % aus Drüsengewebe **(Gl. mammaria).** Die Mamma liegt auf der Fascia pectoralis. Sogenannte Ligg. suspensoria mammaria unterteilen die Brust in einzelne Läppchen. Die Milchgänge münden auf der Brustwarze **(Papilla mammaria),** die vom stark pigmentierten Brustwarzenvorhof **(Areola mammae)** umgeben ist. Die Areola mammae ist mit Talg- und Schweißdrüsen (Gll. areolares, **Montgomery-Drüsen**) zur Befeuchtung und Einfettung der weichen Haut des Warzenhofs durchsetzt.

Jede Brustdrüse setzt sich aus 12–20 tubuloalveolären Einzeldrüsen, den **Lobi,** zusammen, die in ein bindegewebiges Stroma eingebettet sind und einzeln in der Brustwarze münden. Ein Lobus setzt sich aus mehreren **Lobuli** zusammen. Diese bestehen alle aus Endstücken, die histologisch die Form von Azini und Alveolen aufweisen und in einen **Ductus terminalis** münden. Lobulus und Ductus terminalis bilden die **TDLU** (Terminal duct lobular unit), die funktionelle Untereinheit der Brust. Beide Strukturen enthalten Stammzellen für den Zuwachs, wenn die Laktation ansteht. Mehrere Terminalductus münden in einen **Ductus lactiferus,** der über einen **Sinus lactiferus** in einen **Ductus excretorius,** der zur Oberfläche der Brustwarze führt, übergeht.

Das Gangsystem ist bis kurz vor der Mündung auf die Brustwarze von einem zweischichtigen Epithel bedeckt; innen sind es kubische bis hochprismatische Zellen, nach außen Myoepithelzellen. Die Azini der Lobuli haben ebenfalls ein zweischichtiges Epithel, das innen aus kubischen und außen aus Myoepithelzellen besteht.

2.6.3 Nicht laktierende Brustdrüse

Die Brustdrüse kann sich in 2 Funktionszuständen befinden: nicht laktierend und laktierend. Bei der nicht laktierenden Brustdrüse (➤ Abb. 2.3) sind einzelne kleine Lobuli in lockeres kollagenes Bindegewebe, sog. **Mantelgewebe** (intralobuläres Bindegewebe) eingebettet, das sehr viel mehr Plasmazellen und Blutkapillaren enthält als gewöhnliches Bindegewebe. Außerhalb des Mantelgewebes befinden sich viel kollagenes Bindegewebe und Gruppen von Fettzellen. In der **altersatrophen Brust** dominiert das Fettgewebe.

2.6.4 Laktogenese

Bereits während der Schwangerschaft wird die Laktation durch die Proliferation des Drüsenepithels der Mamma vorbereitet. Die Proliferation steht unter dem Einfluss von **Prolaktin** (➤ Kap. 6.3.2). Die Laktogenese wird jedoch noch durch die hohen Progesteronspiegel gehemmt. Diese sinken nach der Geburt stark ab, sodass Prolaktin die Milchproduktion fördern kann.

2.6.5 Laktierende Brustdrüse

Unter Östrogeneinfluss proliferieren die Gänge der Brust, beeinflusst durch Progesteron und Prolaktin die Azini. Das Bindegewebe tritt nun quantitativ in den Hintergrund, Azini und Gänge dominieren. Die in den Azini gebildete Milch besteht aus:

- Wasser: zu 88 %.
- Lipiden: zu 4 %. Sie werden von den sekretorisch aktiven epithelialen Endstückzellen durch apokrine Sekretion freigesetzt.
- Kasein: wird zusammen mit Ca^{2+} und Phosphat von den sekretorisch aktiven epithelialen Endstückzellen durch Exozytose freigesetzt.
- IgA: wird durch Transzytose aus den Plasmazellen des Mantelgewebes freigesetzt.
- Ionen.

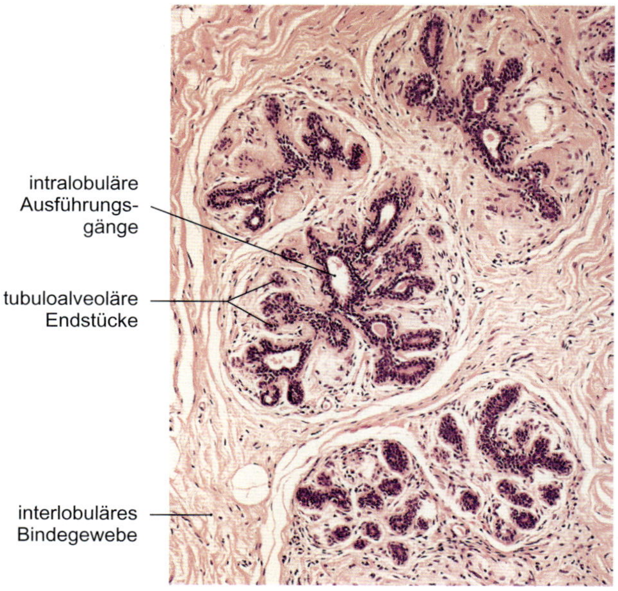

Abb. 2.3 Nicht laktierende Mamma (H. E., mittlere Vergrößerung) [E352]

Die Milchejektion wird durch Oxytocin aus dem Hypophysenhinterlappen, das auf die Myoepithelzellen wirkt, veranlasst. Die Milch schießt dann etwa 3–4 Tage später in die Brust ein und ersetzt die bei der Geburt vorhandene Vormilch. Das regelmäßige Saugen des Säuglings ist notwendig, um die Laktation aufrechtzuerhalten. Entfällt das Saugen über einen längeren Zeitraum, kommt es zur **Involution** (Rückbildung) der Drüsenepithelien. Gefüllte und gestaute Azini reißen ein und ihre Bestandteile werden von Makrophagen abgeräumt. Der Rest der überflüssigen Azini geht durch Apoptose unter.

FOKUS

Von der TDLU geht das **Mammakarzinom** aus, ein bösartiger Tumor, der bei 10–15 % aller Frauen in den Industrienationen auftritt.

2.6.6 Milchejektion

Oxytocin und die taktile Reizung durch das Saugen des Neugeborenen fördern die Milchejektion. Der Saugreflex hemmt außerdem die Dopaminfreisetzung des Hypothalamus (Disinhibitionsmechanismus), sodass die Prolaktinspiegel konstant auf einem hohen Niveau bleiben. Ein ähnlicher neuroendokriner Reflexbogen stimuliert die Oxytocinfreisetzung, sodass taktile Stimulation der Mamille zu einer erhöhten Ausschüttung von Oxytocin führt.

CHECK-UP

- Aus welchen wesentlichen Bestandteilen besteht das Sekret der laktierenden Mamma?
- Welche Einflüsse stimulieren die Milchejektion?

Jetzt bist du dran!

Überblick gewinnen

Notiere dir ca. 5 Stichwörter aus diesem Unterkapitel.

2.7 Alter

Gregor Däubler

Physiologie

Mit zunehmendem Alter werden die Monatsblutungen unregelmäßiger, bis sie schließlich aufgrund des Absinkens der Östrogen- und Progesteronspiegel ganz ausbleiben. Diese Phase der **Menopause** ist häufig von Klimakteriumsbeschwerden begleitet. Durch Östrogenmangel kann es außerdem zu einer erhöhten Osteoporoseneigung kommen.

CHECK-UP

Welche Faktoren beeinflussen die Sexualität im Alter?

Jetzt bist du dran!

Überblick gewinnen

Notiere dir ca. 5 Stichwörter aus diesem Unterkapitel.

Jetzt bist du dran!

Zeichenaufgabe

Skizziere Ovar, Tube und Gebärmutter. Beschrifte die wichtigsten Abschnitte.
Zeichne anschließend die Begleitstrukturen dazu. Aus welchen Hauptgefäßen werden Ovar und Tube und der Uterus versorgt?

Anregungen zur weiteren Wiederholung

Lege eine Tabelle nach folgendem Schema an. Erfasse darin stichpunktartig die Veränderungen des Endometriums in dieser Zyklusphase und die beteiligten Hormone.

Desquamationsphase: Blutung, 1.–3. Tag	Proliferationsphase: 4.–14. Tag	Sekretionsphase: 15.–28. Tag

Zeichne das Ovar mit seinen verschiedenen Schichten.
Welche Hormone werden in welcher Schicht bzw. in welchen Zellen produziert?
Skizziere eine TDLU und beschrifte, welche Hormone auf die Brust während der Laktation einwirken.

Überblick gewinnen

Nutze deine gesammelten Stichwörter für eine Mindmap oder eine gegliederte Stichwortliste.

KAPITEL

Anatomie, Histologie, Physiologie

3 Männliche Geschlechtsorgane

Die männlichen Geschlechtsorgane lassen sich in innere und äußere Geschlechtsorgane unterteilen:

- **Innere Geschlechtsorgane:** Hoden (Testis), Nebenhoden (Epididymis), Samenleiter (Ductus deferens), Samenstrang (Funiculus spermaticus) und die akzessorischen Geschlechtsdrüsen. Zu den akzessorischen Geschlechtsdrüsen zählen: Vorsteherdrüse (Prostata), Bläschendrüse (Glandula vesiculosa), Cowper-Drüsen (Glandula bulbourethrales) und weitere kleinere Drüsen (Littré-Drüsen, Glandulae praeputiales).
- **Äußere Geschlechtsorgane:** Glied (Penis) und Hodensack (Skrotum).

3.1 Hoden

Henrik Holtmann, Christoph Jaschinski

Anatomie, Histologie

Der Hoden (**Testis,** ➤ Abb. 3.1) ist die männliche Keimdrüse (Gonade). Er ist der Ort der Spermienbildung und produziert das Geschlechtshormon **Testosteron.** Nach der embryonalen Entwicklung in der Bauchhöhle wandert er durch den Leistenkanal in den Hodensack **(Deszensus des Hodens).**

3.1.1 Makroskopischer Aufbau

Der Hoden ist ein eiförmiges Gebilde mit etwa 4–5 cm Länge und 2–3 cm Durchmesser. Das Gewicht beträgt inklusive Nebenhoden ca. 20–30 g. Am oberen Pol (Extremitas superior) findet sich die Appendix testis, ein Rudiment des Müller-Gangs. Am unteren Pol (Extremitas inferior) inseriert das Gubernaculum testis. Des Weiteren lassen sich eine mediale (Facies medialis) und eine laterale Seite (Facies lateralis) sowie ein vorderer (Margo anterior) und ein hinterer Rand (Margo posterior) unterscheiden.

Am Margo posterior liegt das Mesorchium, wo die Gefäße und Nerven des Samenstrangs ein- und austreten. Der Hoden besteht aus 200–250 Läppchen (Lobuli testis). Diese bestehen aus aufgeknäuelten Samenkanälchen **(Tubuli seminiferi contorti),** die zunächst in die gestreckten **Tubuli seminiferi recti** übergehen, dann ins **Rete testis** münden und schließlich über die **Ductuli efferentes testis** zum Nebenhoden ziehen.

3.1.2 Feinstruktur

Der Hoden ist von einer bindegewebigen Kapsel, der **Tunica albuginea,** umgeben. Diese enthält viele glatte Muskelzellen und gibt bindegewebige Septen ab, die den Hoden in Läppchen unterteilen und

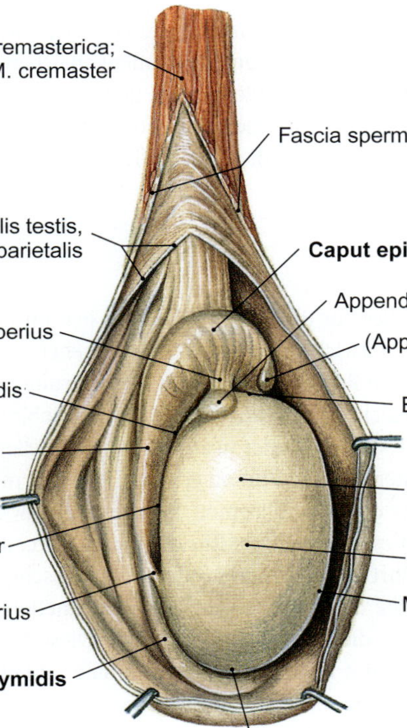

Abb. 3.1 Linker Hoden mit Nebenhoden und Hodenhüllen (Sobotta-Archiv aus Paulsen/Waschke. Sobotta Atlas der Anatomie. 25. A. 2022 © Elsevier GmbH) [S700]

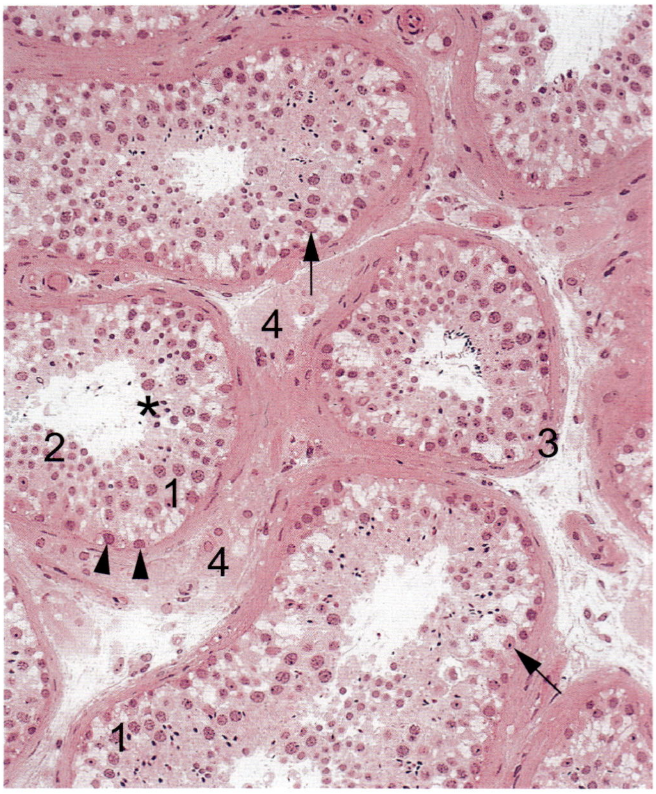

Abb. 3.2 Querschnitt durch Hodengewebe mit mehreren quer getroffenen Tubuli seminiferi contorti (> Spermatogonien, 1 Spermatozyten 1. Ordnung, 2 frühe Spermatiden, * spermienähnliche Spermatiden, 3 Myofibroblastenschicht, 4, Leydigzellen, ← Sertoli-Zellen; H. E., mittlere Vergrößerung) (Welsch. Sobotta: Atlas Histologie. 7. A. 2005 © Elsevier GmbH) [R252]

einzelne Lymphgefäße enthalten. In jedem dieser Läppchen finden sich mehrere Samenkanälchen (Hodenkanälchen, **Tubuli seminiferi contorti,** ➤ Abb. 3.2), in denen die Spermien produziert werden. Die Samenkanälchen haben in entwundener Form eine Länge von 20–70 cm. Im Hoden liegen sie jedoch in gewundener Form vor, ihre Länge beträgt dann nur noch 2–3 cm. Ihr Durchmesser liegt bei 150–250 µm. Das Epithel **(Keimepithel)** der Samenkanälchen ist etwa 80 µm dick. Es setzt sich aus Sertoli-Zellen und Keimzellen zusammen. Aus den Keimzellen, die sich im Epithel vermehren und die Meiose durchlaufen, entstehen die Samenzellen.

Sertoli-Zellen

Sie dienen als Stützzellen für die Samenzellen, die sich im Epithel der Samenkanälchen entwickeln (➤ Abb. 3.2). Daneben sind sie als Ammenzellen für die Proliferation und Differenzierung der Samenzellen verantwortlich. Sie produzieren das androgenbindende Protein **(ABP),** welches das Testosteron aus den Leydig-Zellen bindet und so die Testosteronkonzentration erhöht. Des Weiteren setzen die Sertoli-Zellen das Peptidhormon **Inhibin** frei. Zwischen Inhibin und FSH gibt es eine negative Rückkopplung, d. h., die Inhibin-Freisetzung führt zur Reduktion der FSH-Ausschüttung. Untereinander sind die Sertoli-Zellen durch Tight junctions verbunden und bilden so die Blut-Hoden-Schranke. Diese teilt das Keimepithel in ein **basales Kompartiment** unterhalb und ein **adluminales Kompartiment** oberhalb der Blut-Hoden-Schranke. Sie verhindert die Bildung von Autoantikörpern gegen Spermatozyten, da diese während ihrer Entwicklung als Antigene wirken können.

Tubuli recti und Rete testis

Reife Samenzellen, die **Spermatozoen,** verlassen die schleifenartigen Samenkanälchen und münden über kurze, gerade verlaufende Verbindungsstücke, die Tubuli recti, in das Rete testis. Dieses Gangsystem ist mit einschichtig flachem bis kubischem Epithel ausgekleidet und mündet in den Ductus epididymidis.

Hodeninterstitium

Im Interstitium zwischen den Samenkanälchen befinden sich Bindegewebe, viele Blutgefäße (mit kontinuierlichem Endothel) und die endokrin aktiven **Leydig-Zellen** (Interstitialzellen, Zwischenzellen, ➤ Abb. 3.2). Diese in Gruppen liegenden azidophilen Zellen produzieren das androgene Hormon Testosteron. Leydig-Zellen zeigen die charakteristischen Strukturen steroidhormonbildender Zellen wie gER, Lipidtropfen und tubuläre Mitochondrien. Daneben enthalten sie Lipofuszingranula und die **Reinke-Kristalle** (kristalline Proteinaggregate mit unbekannter Funktion). Die Leydig-Zellen werden durch LH stimuliert und setzen Testosteron frei, das Einflüsse auf die Spermatogenese und die Differenzierung der inneren und äußeren Geschlechtsorgane nimmt. Daneben hemmt Testosteron die Freisetzung von LH, FSH und GnRH über ein negatives Feedback (negative Rückkopplung).

KLINIK

Von den Keimzellen des Hodens können maligne Tumoren ausgehen, z. B. Chorionkarzinome, embryonale Karzinome, Seminome. Sie treten meist zwischen dem 20. Und 40. Lebensjahr auf und stellen in dieser Alterskategorie beim Mann die häufigsten bösartigen Erkrankungen dar. Sie haben unter adäquater Therapie eine vergleichsweise gute Prognose.

3.1.3 Topografie

Das **Septum scroti** teilt den Hoden in 2 Kammern. Die **Raphe scroti** – als Verlängerung der Raphe perinei – bildet das von außen sichtbare Korrelat dieser Unterteilung. Die beiden Hoden stehen meistens auf unterschiedlicher Höhe, um zwischen den Oberschenkeln mehr Platz zu haben. Jeder Hoden wird von innen nach außen von folgenden Hüllen umgeben:

- **Tunica albuginea:** ist eine derbe Bindegewebskapsel, von der Septen **(Septula testis)** ins Hodeninnere ziehen. Durch die Septula testis entsteht die Läppchenstruktur.
- **Epiorchium:** schlägt dorsal über das Mesoorchium in das Periorchium um und ist das viszerale Blatt der Tunica vaginalis testis.
- **Periorchium:** ist das parietale Blatt der Tunica vaginalis testis.
- **Fascia spermatica interna:** Fortsetzung der Fascia transversalis.
- **M. cremaster mit Fascia cremasterica:** Abspaltung des M. obliquus internus abdominis. Er kann den Hoden anheben.
- **Fascia spermatica externa:** Verlängerung der Faszie des M. obliquus externus abdominis und der äußeren Körperfaszie (Fascia investiens superficialis).
- **Tunica dartos:** für die Temperaturregulation im Hoden von zentraler Bedeutung. Grundsätzlich wird ein Wert von 2 °C unter Körpertemperatur angestrebt. Durch Kontraktion der Tunica dartos kann die Wärmeabgabe vermindert werden. Zur Kühlung dienen Schweißdrüsen der Skrotalhaut.

- **Skrotalhaut:** ist eine gerunzelte und zumeist stärker pigmentierte Haut.

KLINIK

Hydrozele Größere Flüssigkeitsansammlung zwischen Epiorchium und Periorchium, in der sog. **Cavitas scroti,** z. B. infolge entzündlicher Prozesse.

CHECK-UP

Beschreibe den Hüllenaufbau des Hodens!

Jetzt bist du dran!

Überblick gewinnen

Notiere dir ca. 5 Stichwörter aus diesem Unterkapitel.

3.2 Nebenhoden

Henrik Holtmann, Christoph Jaschinski

Anatomie, Histologie

Der Nebenhoden **(Epididymis)** dient der Samenzellreifung und ist Speicherort für die Samenzellen.

3.2.1 Makroskopischer Aufbau

Der Nebenhoden ist ein 5–10 mm langes, gewundenes Geschlechtsorgan, das die aus dem Hoden kommenden Ductuli efferentes aufnimmt und über die Ductuli epididymidis in den Ductus deferens weiterleitet. Makroskopisch lassen sich 3 Abschnitte unterteilen:

- **Nebenhodenkopf** (Caput epididymidis): liegt kranial des Hodens und nimmt die 10–20 Ductuli efferentes des Hodens auf. Die Appendix epididymidis sitzt ihm als Fortsatz auf und ist ein Relikt des Wolff-Gangs.
- **Nebenhodenkörper** (Corpus epididymidis): sitzt dem Hoden überwiegend dorsal auf und dient der Samenzellspeicherung.
- **Nebenhodenschweif** (Cauda epididymidis): ist auch Ort der Samenzellspeicherung.

3.2.2 Feinstruktur

Ductuli efferentes

Aus dem Rete testis gehen die 12–20 Ductuli efferentes ab, die in den Ductus epididymidis münden. Die Ductuli efferentes sind mit einem einschichtig kubischen oder prismatischen, teilweise sogar mehrreihig prismatischen Epithel ausgekleidet, das auf der Oberfläche entweder Kinozilien oder Mikrovilli trägt. Aufgrund des heteromorphen Epithels zeigt sich im Querschnitt ein wellenförmiges Lumen. Kinozilien dienen dem Spermientransport, während Mikrovilli resorptive Funktion haben.

Ductus epididymidis

Dieser hat eine Länge von 6 cm und liegt im Nebenhoden stark aufgeknäuelt. Er ist mit einem **zweireihigen hochprismatischen stereozilientragenden Epithel** ausgekleidet. Die Stereozilien haben sekretorische und resorptive Eigenschaften. Indem sie bestimmte Stoffe sezernieren und resorbieren, erhält die Samenflüssigkeit ihre endgültige ultrastrukturelle Zusammensetzung. Die Spermien reifen aus und werden hier bis zur Ejakulation gespeichert. Das Epithel enthält außerdem Mitochondrien, Golgi-Apparat und rER. Unter der Basallamina des Epithels finden sich Myofibroblasten und glatte Muskelzellen, die helfen, die Spermien zu transportieren.

CHECK-UP

Welche Funktion haben die Nebenhoden?

Jetzt bist du dran!

Überblick gewinnen

Notiere dir ca. 5 Stichwörter aus diesem Unterkapitel.

3.3 Samenleiter

Henrik Holtmann, Christoph Jaschinski

Anatomie, Histologie

3.3.1 Makroskopischer Aufbau und Topografie

Der Samenleiter **(Ductus deferens)** ist ca. 35–40 cm lang und etwa 3 mm dick. Er verbindet den Nebenhoden mit der Harnröhre und beginnt an der Cauda epididymidis (Pars epididymica). Er zieht durch den Samenstrang **(Pars funiculi spermatici),** den Leistenkanal **(Pars inguinalis)** und durch den inneren Leistenring in die Fossa inguinalis lateralis. Diese liegt subperitoneal zwischen Peritoneum parietale und der Fascia transversalis **(Pars pelvina).** Danach überkreuzt der Ductus deferens die Vasa epigastrica inferiora und die Ureteren bis er sich zur **Ampulla ductus deferentis** erweitert. Im weiteren Verlauf nimmt der Samenleiter die Ausführungsgänge der Samenbläschen auf und mündet schließlich als **Ductus ejaculatorius** auf dem Colliculus seminalis in der Prostata.

3.3.2 Feinstruktur

Der paarige **Ductus deferens** beginnt im Nebenhodenschwanz und geht am Eintritt in die Prostata in den **Ductus ejaculatorius,** seine intraprostatische Verlängerung, über. Er verlässt mit dem Samenstrang **(Funiculus spermaticus)** den Hodensack, durchzieht den Leistenkanal und taucht dann in das kleine Becken ein. Kurz vor Eintritt in die Prostata mündet die Samenblase in ihn und er erweitert sich zur **Ampulla ductus deferentis.** Auf dem **Colliculus seminalis** mündet er in die Urethra.

Die Wand des jeweils etwa 30 cm langen Ductus deferens setzt sich aus einer Tunica mucosa und Tunica muscularis zusammen. Die Tunica mucosa besteht aus einem mehrreihigen Zylinderepithel mit Stereozilien, wobei Letztere Richtung Prostata zahlenmäßig abnehmen. Unter dem Epithel befindet sich die Lamina propria, die die Tunica mucosa von der Tunica muscularis abgrenzt. Die kräftige Tunica muscularis besteht aus 3 Schichten: einer äußeren und inneren Längsmuskelschicht sowie einer dazwischenliegenden mittleren Ringmuskelschicht. Die Muskularis nimmt vor der Prostata an Stärke ab und ist im Ductus ejaculatorius nur noch spärlich ausgeprägt. Die Muskelschicht wird durch noradrenerge Nervenzellen innerviert und dient dem raschen Transport der Spermien in die Urethra, der auch als **Emission** bezeichnet wird.

KLINIK

Differenzialdiagnose Ureter zu Ductus deferens Der Ductus deferens hat ein deutlich engeres Lumen, ein zweireihiges Epithel mit Stereozilien und eine deutlich muskelreichere, bindegewebsärmere Muskularis!

MERKE

Im histologischen Querschnitt durch den **Samenstrang** finden sich:
- Skelettmuskulatur: **M. cremaster**
- Mehrere Arterien: **A. ductus deferentis, Aa. testiculares**
- Weitlumige Venen mit relativ kräftiger Wand: Teile des **Plexus pampiniformis**
- Lymphgefäße
- Nerven: Anschnitt z. B. des **R. genitalis n. genitofemoralis**
- Ductus deferens

CHECK-UP

Wie unterscheidet sich histologisch der quer geschnittene Ureter vom Ductus deferens?

Jetzt bist du dran!

Überblick gewinnen

Notiere dir ca. 5 Stichwörter aus diesem Unterkapitel.

3.4 Prostata

Henrik Holtmann, Christoph Jaschinski

Anatomie, Histologie

Die Prostata **(Vorsteherdrüse)** ist eine kastaniengroße Drüse. Sie steuert 15–25 % des Ejakulats bei. Darin enthalten sind u. a. Zink, Spermin und Proteasen. **Zink** beeinflusst den Testosteronmetabolismus in der Prostata. **Spermin** erhöht die Beweglichkeit der Spermien und verleiht dem Ejakulat seinen charakteristischen, kastanienblütenartigen Geruch. Die **Proteasen** verflüssigen das Ejakulat.

3.4.1 Makroskopischer Aufbau

Die Prostata ist ca. 3 cm lang, 4 cm breit und 2 cm dick. Sie wiegt etwa 20 g. Die ca. 30 Drüsen der Prostata münden in der Umgebung des Colliculus seminalis. Anatomisch wird die Prostata in 3 Lappen gegliedert:
- **Lobus dexter:** Lappen rechts der Harnröhre
- **Lobus sinister:** Lappen links der Harnröhre
- **Lobus medius:** verbindet den linken mit dem rechten Lappen

Zusätzlich wird die Prostata klinisch in 3 Zonen gegliedert:
- **Periurethrale Mantelzone:** umgibt die Harnröhre und enthält Mukosadrüsen.
- **Innenzone:** zieht keilförmig von der Basis über den Colliculus seminalis bis zum Apex. Sie enthält Submukosadrüsen.
- **Außenzone:** legt sich der Innenzone von kaudal an und bildet den Hauptteil der Drüse.

KLINIK

Prostataerkrankungen Die beiden wichtigsten Erkrankungen der Prostata sind die **benigne Prostatahyperplasie (BPH,** Prostataadenom) und das **Prostatakarzinom.** Die BPH verändert vor allem die Innenzone und führt somit zu einer Verengung der Harnröhre. Das Prostatakarzinom hingegen liegt zumeist in der Außenzone, sodass es bei einer **digital-rektalen Untersuchung (DRU)** als höckerig, derbe Knoten in der Prostata auffallen kann. Die DRU der Prostata wird erst durch die enge Verbindung zwischen Rektum und Prostata möglich. Neben der Prostatauntersuchung prüft man bei der digital-rektalen Untersuchung die Morphologie der Rektumschleimhaut, die Stuhlfarbe, die Stuhlkonsistenz und das Vorhandensein von Blut.

3.4.2 Feinstruktur

Die Prostata setzt sich aus 30–50 tubuloalveolären Einzeldrüsen zusammen, die über 15–30 Ausführungsgänge in die Urethra münden. Zwischen den einzelnen Drüsen befindet sich ausgeprägtes fibromuskuläres Bindegewebe, das von der die Prostata umgebenden Bindegewebskapsel ausgeht. Die Einzeldrüsen sind mit zweireihigem Epithel ausgekleidet, das abhängig vom Aktivitätsgrad kubisch (wenig aktiv) oder zylindrisch (aktiv) ist. Im Lumen der Einzeldrüsen finden sich gelegentlich azidophile Prostatasteine **(Corpora amylacea),** die aus auskristallisiertem Drüsensekret entstehen (➤ Abb. 3.3).

Nach McNeal wird die Drüse nach pathogenetisch-histologischen Gesichtspunkten in **5 Zonen** eingeteilt:
1. **Hintere und seitliche periphere Zone:** macht 70 % des Organs aus.

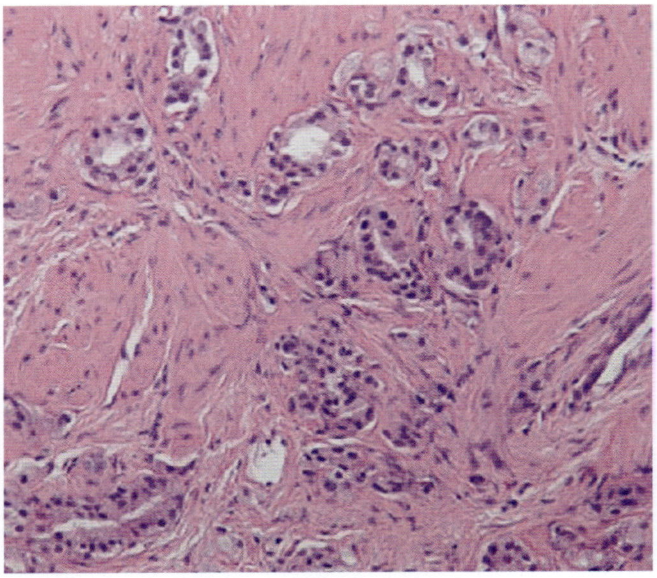

Abb. 3.3 Prostata (H. E., hohe Vergrößerung) [E358]

2. **Anteriore Zone:** ventral der Urethra, bindegewebs- und muskelreiche, dafür drüsenfreie Zone.
3. **Zentrale Zone:** 25 % der Organmasse; hierin verläuft der Ductus ejaculatorius.
4. **Transitionale Zone:** befindet sich zu beiden Seiten der Urethra.
5. **Periurethrale Mantelzone:** Bereich der Drüsenausführungsgänge.

FOKUS

Eine **benigne Prostatahyperplasie** (BPH) ist bei nahezu jedem Mann, der älter als 70 Jahre ist, in der **Transitionalzone** nachweisbar. Die BPH ist durch eine Proliferation von Drüsenepithel und Stroma charakterisiert.
Das in der **peripheren Zone** entstehende **Prostatakarzinom** geht vom Drüsenepithel aus. Sein Wachstum wird durch Dihydrotestosteron unterhalten. Einen ersten Hinweis auf dieses, beim alten Mann häufigste Malignom gibt nicht selten nur ein erhöhter PSA-Spiegel im Blut.

3.4.3 Topografie

Die Prostata liegt extraperitoneal. Ihre Basis ist mit dem Boden der Harnblase verwachsen. Nach ventral verjüngt sich die Prostata zum Apex, der dem Diaphragma urogenitale aufsitzt. Ventral ist die Facies anterior der Prostata über das Lig. puboprostaticum mit der Symphyse verbunden. Die Facies posterior ist durch die Fascia rectoprostatica (Denonvilliers-Faszie) vom Rektum abgegrenzt.

CHECK-UP

Wo münden die Ausführungsgänge der Prostata?

Jetzt bist du dran!

Überblick gewinnen

Notiere dir ca. 5 Stichwörter aus diesem Unterkapitel.

3.5 Bläschendrüse

Henrik Holtmann, Christoph Jaschinski

Anatomie, Histologie

Die Bläschendrüse (*Syn.:* **Samenblase**) ist dreischichtig aufgebaut (Tunica mucosa, Tunica muscularis, Tunica adventitia). Das Epithel der Tunica mucosa ist **uneinheitlich aufgebaut** und kann ein-, zwei- oder mehrschichtig und die Epithelzellen iso- bis hoch prismatisch sein. Das Sekret der Bläschendrüse **(Gl. vesiculosa)** bildet mit 50–70 % den größten Teil des Ejakulats. Es ist schwach alkalisch (pH 7,4), fruktosereich und enthält Prostaglandine. Die **Fruktose** dient den Spermien als Energiequelle. Die Prostaglandine wirken auf die Muskelzellen der Gebärmutter und unterstützen somit die Spermien auf ihrem Weg in Richtung Eileiter.

KLINIK

Differenzialdiagnose Samenblase und Gallenblase Gallenblase und Samenblase können bei mittlerer Vergrößerung verwechselt werden, die Gallenblase verfügt jedoch über ein **einheitliches und gleichmäßiges Epithelbild.**

3.5.1 Makroskopischer Aufbau

Die Bläschendrüse ist ca. 5–10 cm lang, 1 cm breit und 1 cm hoch. Kennzeichnend ist ihre bucklig vorgewölbte Oberfläche. Früher ging man davon aus, dass in der Bläschendrüse Samen gespeichert würde. Daher wurde lange Zeit auch die Bezeichnung Samenblase verwendet.

3.5.2 Topografie

Die Bläschendrüse liegt subperitoneal und ist fest mit der Rückseite der Harnblase verwachsen. Der **Ductus excretorius** der Bläschendrüse mündet seitlich in die Ampulla ductus deferentis, wodurch der **Ductus ejaculatorius** entsteht. Dieser mündet auf dem Colliculus seminalis in die Prostata.

CHECK-UP

Wie ist das Epithel der Samenblase aufgebaut?

Jetzt bist du dran!

Überblick gewinnen

Notiere dir ca. 5 Stichwörter aus diesem Unterkapitel.

3.6 Cowper-Drüsen

Henrik Holtmann, Christoph Jaschinski

Anatomie, Histologie

Die beiden erbsengroßen Cowper-Drüsen **(Gll. bulbourethrales)** liegen dorsal der Harnröhre im Diaphragma urogenitale. Diese paarigen mukösen Drüsen bestehen aus tubuloalveolären Einzeldrüsen und haben kubische Epithelzellen. Das Sekret der Cowper-Drüsen ist viskös und wird volkstümlich auch als Lusttropfen bezeichnet, da es vor der Ejakulation abgesondert wird und als Gleitmittel dient.

MERKE

Die Ausführungsgänge der Cowper-Drüsen münden in die Pars spongiosa der Harnröhre.

CHECK-UP

Wo münden die Ausführungsgänge der Cowper-Drüsen?

Jetzt bist du dran!

Überblick gewinnen

Notiere dir ca. 2 Stichwörter aus diesem Unterkapitel.

3.7 Littré-Drüsen

Henrik Holtmann, Christoph Jaschinski

Anatomie, Histologie

Die Littré-Drüsen **(Gll. urethrales)** sind kleine Schleimdrüsen, deren Ausführungsgänge im Bereich der Pars spongiosa der Harnröhre münden.

Jetzt bist du dran!

Überblick gewinnen

Notiere dir ca. 2 Stichwörter aus diesem Unterkapitel.

3.8 Glandulae praeputiales

Henrik Holtmann, Christoph Jaschinski

Anatomie, Histologie

Bei den Glandulae praeputiales handelt es sich um kleine Talgdrüsen, die auf den Innenseite der Vorhaut liegen.

Jetzt bist du dran!

Überblick gewinnen

Notiere dir ca. 2 Stichwörter aus diesem Unterkapitel.

3.9 Äußere Geschlechtsorgane

Henrik Holtmann, Christoph Jaschinski

Anatomie, Histologie

Die äußeren Geschlechtsorgane sind der Hodensack **(Skrotum)** und das männliche Glied **(Penis).** Der Penis ist der letzte Abschnitt der Harnsamenröhre.

Jetzt bist du dran!

Überblick gewinnen

Notiere dir ca. 2 Stichwörter aus diesem Unterkapitel.

3.10 Penis

Henrik Holtmann, Christoph Jaschinski

Anatomie, Histologie

Das männliche Glied ist im erschlafften Zustand ca. 10 cm lang, im erigierten etwa 16 cm. Der Penis besteht aus einem **Schwellkörpersystem.** Dieses setzt sich zusammen aus:

- **Paarigen Penisschwellkörpern (Corpora cavernosa penis):** Sie entspringen als paarige Penisschenkel **(Crura penis),** umgeben von den Mm. ischiocavernosi, von den beiden unteren Schambeinästen des Beckens. Im weiteren Verlauf vereinigen sich die Crura penis und sind nur noch durch das Septum pectiniforme penis getrennt. Gemeinsam mit dem Harnröhrenschwellkörper bilden sie den Penisschaft **(Corpus penis).** Die Corpora cavernosa penis enthalten viele Bindegewebs- und Muskelgeflechte, die Hohlräume, Cavernae, bilden. Zudem sind sie von einer derben Tunica albuginea umhüllt.
- **Unpaarem Harnröhrenschwellkörper (Corpus spongiosum urethrae):** Er beginnt als Bulbus penis, der vom M. bulbospongiosus umgeben ist und zwischen den beiden Corpora cavernosa penis zur Eichel **(Glans penis)** ausläuft. Die Glans penis wird zirkulär von der Corona glandis begrenzt und ist mit der Vorhaut **(Präputium)** bedeckt. Die Vorhaut ist über das Frenulum praeputii fest mit der Eichel verbunden und dient als Reservefalte bei der Erektion. Das Corpus spongiosum urethrae besitzt keine Bindegewebs- oder Muskelgeflechte und wird auch nur von einer relativ dünnen Tunica albuginea begrenzt.

Die Seite, auf der die Penisschwellkörper liegen, nennt man Penisrücken **(Dorsum penis).** Als **Facies urethralis** bezeichnet man die Seite des Harnröhrenschwellkörpers.

KLINIK

Phimose Die Vorhaut hat eine zu enge Öffnung oder lässt sich nicht über die Eichel zurückstreifen. Eine Behandlungsindikation besteht, da sich unter der Vorhaut das **Smegma** bildet. Dieses Gekröse aus abgeschilferten Epithelzellen, Sperma- und Urinresten sowie Bakterien ist kanzerogen.

3.10.1 Oberfläche des Penis

An der Oberfläche trägt der Penis die dünne und verschiebliche Penishaut, die ein mehrschichtig verhorntes Plattenepithel trägt und im Bereich der Glans penis eine Duplikatur, das **Preputium** (Vorhaut), bildet. Darunter befinden sich die bindegewebigen **Fasciae penis** superficialis und profunda, die die paarigen **Corpora cavernosa** (Penisschwellkörper) und das **Corpus spongiosum** (Harnröhrenschwellkörper) umhüllen.

3.10.2 Penisschwellkörper

Corpora cavernosa Sie bestehen aus mit Endothel ausgekleideten Hohlräumen, den sog. **Kavernen.** Zwischen den Kavernen befinden sich die Trabekel, die aus Bindegewebe und glatten Muskelzellen bestehen und mit einer kräftigen Tunica albuginea, welche die Corpora cavernosa umkleidet, verbunden sind. In die Kavernen münden die **Aa. helicinae,** Äste der **A. profunda penis.**
Corpus spongiosum Das Corpus spongiosum urethrae besitzt im Gegensatz zu den Corpora cavernosa keine Bindegewebs- oder Muskelgeflechte und wird auch nur von einer relativ dünnen Tunica albuginea begrenzt. Es wird über Äste der **A. urethralis** versorgt und bildet den dominierenden Teil an Schwellkörpergewebe in der Glans penis.

Beide Penisschwellkörper werden durch das sagittale **Septum penis** unvollständig in 2 Hälften getrennt.

3.10.3 Topografie

Der Penis ist oberflächlich über das **Lig. fundiforme penis,** das zur Bauchwand zieht, fixiert. In der Tiefe ist er über das **Lig. suspensorium penis** an der Symphyse verankert.

Die Schwellkörper werden von der **Fascia penis profunda** umgeben, die A., V. und N. dorsalis penis mit einschließt. Darüber liegen die Vv. dorsales penis in der **Fascia penis superficialis.** Die beiden Faszien dienen als Verschiebeschicht zwischen den Schwellkörpern und der Außenhaut bei Erektion.

3.10.4 Erektion

Bei sexueller Erregung richtet sich der Penis auf. Gleichzeitig wird er länger, dicker und steif. Diesen Vorgang bezeichnet man als Erektion. Sie beruht auf verschiedenen Prinzipien:

- **Füllung der Corpora cavernosa:** Über die A. profunda penis strömt Blut in die Rankenarterien, Aa. helicinae, und füllt die Kavernen der Corpora cavernosa penis.
- **Verminderung des venösen Rückstroms:** Muskelpolster in den Venen wirken als Drosselvorrichtungen und behindern den venösen Rückstrom.

- **Kontraktion der Bindegewebs- und Muskelgeflechte:** Durch das Zusammenziehen der fibromuskulären Trabekel wird der Penis versteift.

So wird in den Corpora cavernosa penis ein Innendruck von bis zu 1200 mmHg erreicht. Im Corpus spongiosum urethrae herrscht hingegen ein deutlich geringerer Innendruck. Dies ist für die Ejakulation von entscheidender Bedeutung und lässt sich durch das Fehlen der Aa. helicinae und der Bindegewebs- und Muskelgeflechte erklären.

Die Erektion wird durch die Nn. erigentes aus dem **S2–S4** gesteuert. **parasympathischen Kernzentrum i. H.**

KLINIK

Erektile Dysfunktion Die Füllung der Corpora cavernosa beruht im Wesentlichen auf der Freisetzung von NO durch parasympathische Nervenfasern. Dies führt intrazellulär zur Aktivierung der Guanylatzyklase, einem Anstieg von cGMP und einer konsekutiven Erschlaffung der glatten Muskulatur der zuführenden Arterien. Sildenafil (Viagra®) inhibiert den Abbau von cGMP durch die Phosphodiesterase 5, sodass es auch bei niedrigen cGMP-Spiegeln zur Erektion kommen kann.

3.10.5 Emission

Unter Emission versteht man die Bereitstellung des Ejakulats in der Urethra. Nacheinander werden das Sekret der Prostata und die Spermien in der Pars spongiosa der Harnröhre freigesetzt. Die Emission kennzeichnet den Beginn der Orgasmusphase.

3.10.6 Ejakulation

Durch die Emission des Samens wird das **sympathische Ejakulationszentrum i. H. L2–L3** stimuliert. Seine efferenten Impulse führen zu einer Kontraktion der glatten Muskelfasern des Ductus deferens und der Bläschendrüse. Es folgen mehrere rhythmische Kontraktionen des Beckenbodens, vor allem durch die M. ischiocavernosus und M. bulbospongiosus, sodass das Sperma stoßweise herausspritzt. Die Blase wird durch die Kontraktion des inneren Schließmuskels zur Urethra hin verschlossen und verhindert so eine retrograde Ejakulation.

3.10.7 Ejakulat

Das Ejakulat **(Sperma)** hat zumeist ein Volumen zwischen 2–6 ml. Es ist leicht alkalisch (pH 7–7,8), was die Beweglichkeit der Spermien fördert und vor dem sauren Scheidenmilieu schützt. Normalerweise enthält das Ejakulat 80–100 Mio. Spermien/ml. Enthält das Ejakulat weniger als 20 Mio. Spermien/ml, spricht man von einer Oligozoospermie. Für die Beurteilung der Fertilität sind neben der Spermienzahl die Beweglichkeit und die Morphologie der Spermien von Bedeutung.

Das Ejakulat lässt sich in 3 Fraktionen einteilen:

- **Vorfraktion:** entstammt der Prostata und hat eine weißliche Farbe
- **Hauptfraktion:** enthält die Spermatozoen
- **Schlussfraktion:** ist leicht gelblich, von gallertartiger Konsistenz und entstammt der Bläschendrüse

Das Ejakulat besteht aus:

- 10 % Spermien
- 15–25 % Prostatasekret
- 50–70 % Bläschendrüsensekret
- 1–3 % Sekret der Cowper-Drüsen

CHECK-UP

Beschreibe die Zusammensetzung des Ejakulats!

Jetzt bist du dran!

Überblick gewinnen

Notiere dir ca. 5 Stichwörter aus diesem Unterkapitel.

3.11 Alter

Gregor Däubler

Physiologie

Im Gegensatz zur weiblichen Reproduktionsfunktion bleibt die männliche Fortpflanzungsfähigkeit prinzipiell lebenslang erhalten. Jedoch führt ein **Absinken** der **Testosteronspiegel** („Andropause“) zu verminderter Potenz und Leistungsfähigkeit im Allgemeinen.

CHECK-UP

Welche Faktoren beeinflussen die Sexualität im Alter?

Jetzt bist du dran!

Überblick gewinnen

Notiere dir ca. 5 Stichwörter aus diesem Unterkapitel.

Jetzt bist du dran!

Zeichenaufgabe

Skizziere den Verlauf und die Bestandteile des Ductus deferens im Leistenkanal. Welche Strukturen enthält er in welcher Reihenfolge? Wiederhole, welche Strukturen den Leistenkanal begrenzen.

Anregungen zur weiteren Wiederholung

Skizziere den Hoden und all seine Hüllen. Beschrifte sie. Wie groß ist der Hoden? Wie schwer? Wie warm? Warum wird er aus dem Abdomen ausgelagert?
Zeichne den Verlauf der männlichen Harnröhre und ihre markanten Engstellen. Zeichne ein, wo die männlichen Geschlechtsdrüsen in die Urethra münden. Beschrifte die Drüsen mit Namen, Funktion und Sekretanteil.
Skizziere den Querschnitt des Penis. Beschrifte Septen, Gefäße und Schwellkörper. Beschreibe in Stichpunkten wie das Blut in die Schwellkörper fließt und wie die Erektion funktioniert.

Überblick gewinnen

Nutze deine gesammelten Stichwörter für eine Mindmap oder eine gegliederte Stichwortliste.

KAPITEL

4 Angewandte und topografische Anatomie

Anatomie

4.1 Dammregion

Fabian Rengier

Anatomie

Die Dammregion **(Regio perinealis)** ist ein rautenförmiges Areal zwischen Symphyse, Sitzbeinhöckern und Os coccygis. Sie wird in 2 Anteile gegliedert:

- **Regio urogenitalis:** vorderer Anteil mit äußeren Geschlechtsorganen sowie tiefem und oberflächlichem Dammraum (Spatium profundum perinei und Spatium superficiale perinei)
- **Regio analis:** hinterer Anteil um den Anus mit der Fossa ischioanalis

Spatium profundum perinei Der tiefe Dammraum erstreckt sich zwischen M. transversus perinei profundus und Membrana perinei. Beim Mann enthält er Urethra und Gll. bulbourethrales, bei der Frau Urethra, Gll. vestibulares und Vagina.

Spatium superficiale perinei Der oberflächliche Dammraum schließt sich außen an die Membrana perinei an. Er enthält die Mm. ischiocavernosus und bulbospongiosus und damit die Penisschenkel beim Mann bzw. Bulbus vestibuli und Klitoris bei der Frau.

4.1.1 Fossa ischioanalis

Die Fossa ischioanalis ist ein durch einen Fettkörper ausgefüllter pyramidenförmiger Raum seitlich des M. sphincter ani externus.

Begrenzungen:

- Lateral: M. obturatorius internus und Tuber ischiadicum
- Medial und kranial: M. levator ani
- Kaudal: Diaphragma urogenitale und Fascia perinei
- Dorsal: M. gluteus maximus und Lig. sacrotuberale

Die Fossa ischioanalis liegt somit außerhalb des Beckenbodens.

Canalis pudendalis Auch als **Alcock-Kanal** bezeichnet. Er ist eine Faszienduplikatur des M. obturatorius internus an der lateralen Wand der Fossa ischioanalis. In ihm verlaufen A. und V. pudenda interna sowie der N. pudendus.

CHECK-UP

Benenne die Begrenzungen und Inhalte der Fossa ischioanalis!

Jetzt bist du dran!

Überblick gewinnen

Notiere dir ca. 5 Stichwörter aus diesem Unterkapitel.

Jetzt bist du dran!

Zeichenaufgabe

Zeichne schematisch (rautenförmig) die Dammregion und unterteile diese in die Regio analis und urogenitalis ein. Zeichne außerdem die Fossa ischioanalis ein und beschrifte hierbei sämtliche Begrenzungen.
Welche Strukturen verlaufen im Canalis pudendalis? Wie wird dieser außerdem bezeichnet?

Überblick gewinnen

Nutze deine gesammelten Stichwörter für eine Mindmap oder eine gegliederte Stichwortliste.

KAPITEL

Anatomie

5 Blutgefäße, Lymphgefäße, vegetative Innervation

5.1 Arterien

Fabian Rengier

Anatomie

Die arterielle Versorgung der Baucheingeweide erfolgt über Äste der Aorta abdominalis, die der Beckeneingeweide über Äste der Aa. iliacae

5.1.1 Aorta abdominalis

Die Aorta abdominalis (Pars abdominalis der Aorta descendens) setzt die Aorta thoracica (Pars thoracica der Aorta descendens) nach Durchtritt durch das Zwerchfell im **Hiatus aorticus** i.H BWK 11/12 fort. Die Aorta abdominalis liegt links der V. cava inferior, ihr Anfangsteil dorsal des Pankreas. Sie entlässt drei große unpaare Stämme – den Truncus coeliacus, die A. mesenterica superior und inferior – sowie paarige parietale und viszerale Äste bevor sie sich in der Bifurcatio aortae in die Aa. Iliacae communes und die A. sacralis mediana aufzweigt.

KLINIK

Aneurysma Lokal begrenzte, krankhafte Ausweitung eines arteriellen Gefäßes. Ursachen sind oft arteriosklerotische Gefäßwandveränderungen. Häufig betroffen ist die Aorta abdominalis.

5.1.2 Truncus coeliacus

Der Truncus coeliacus (➤ Abb. 5.1) entspringt ventral aus der Aorta abdominalis. Der kräftige Stamm liegt am Oberrand des Pankreas. Er versorgt den gesamten Drüsenbauch (Oberbauch) Nach sehr kurzem Verlauf teilt er sich in 3 Äste:

- **A. gastrica sinistra:** verläuft zunächst nach kranial in der Plica gastropancreatica zur Kardia des Magens, dann im Omentum minus entlang der kleinen Magenkurvatur, wo sie mit der ↔ A. gastrica dextra anastomosiert.
  - **Rr. oesophagei:** kleinere Äste zur Pars abdominalis des Ösophagus
- **A. splenica:** zieht retroperitoneal am Oberrand des Pankreas nach links. Sie erreicht die Milz über das Lig. splenorenale, in dem sie sich in mehrere Rr. splenici aufzweigt. Auf dem Weg entlässt sie folgende Äste:
  - **Rr. pancreatici:** Äste zum Pankreaskörper und -schwanz, u. a. A. pancreatica dorsalis, A. pancreatica magna, A. pancreatica inferior
  - **Aa. gastrici breves:** im Lig. gastrosplenicum zum Magenfundus
  - **A. gastroomentalis sinistra:** zieht im Lig. gastrocolicum entlang der großen Magenkurvatur, wo sie mit der ↔ A. gastroomentalis dextra anastomosiert
- **A. hepatica communis:** verläuft nach rechts kaudal am Oberrand des Pankreas in der Plica gastropancreatica:
  - **A. hepatica propr:** zieht im Lig. hepatoduodenale zur Leberpforte, wo sie sich in einen R. dexter und einen R. sinister für die beiden funktionellen Leberlappen aufteilt; ihre Äste sind:
    - A. gastrica dextra: verläuft im Omentum minus entlang der kleinen Magenkurvatur, wo sie mit der ↔ A. gastrica sinistra anastomosiert
    - A. cystica: kleiner Ast zur Gallenblase
  - **A. gastroduodenalis:** zieht hinter der Pars superior duodeni nach kaudal und entlässt folgende Äste:
    - A. gastroomentalis dextra: verläuft im Lig. gastrocolicum entlang der großen Magenkurvatur, wo sie mit der ↔ A. gastroomentalis sinistra anastomosiert.

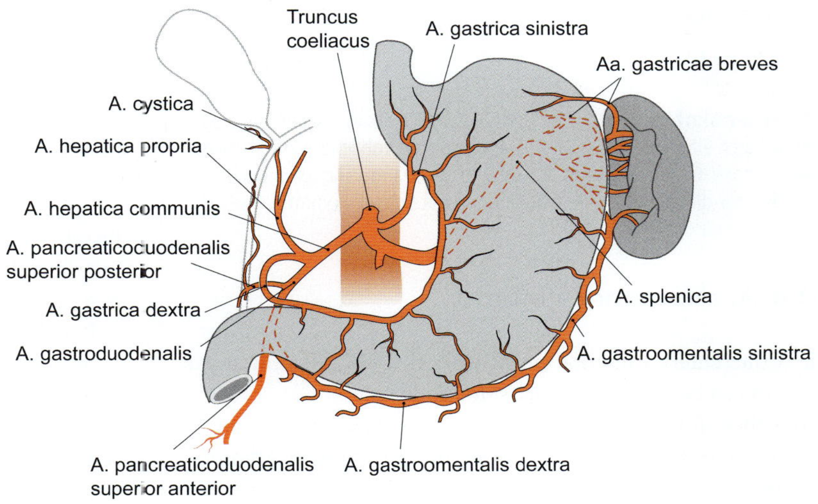

Abb. 5.1 Truncus coeliacus [R255]

- Aa. pancreaticoduodenales superiores anterior und posterior: steigen ventral bzw. dorsal des Pankreaskopfs ab und anastomosieren mit dem R. anterior bzw. dem R. posterior der A. pancreaticoduodenalis inferior. Sie versorgen Pankreaskopf und Duodenum.

MERKE

- Die **Aa. gastricae** sinistra und dextra anastomosieren an der kleinen Magenkurvatur im Omentum minus.
- Die **Aa. gastroomentales** sinistra und dextra anastomosieren an der großen Magenkurvatur im Lig. gastrocolicum.

5.1.3 A. mesenterica superior

Die A. mesenterica superior geht unmittelbar kaudal des Truncus coeliacus ventral aus der Aorta abdominalis hervor. Sie versorgt große Abschnitte des **Darmbauchs** (Unterbauch) bis fast zur linken Kolonflexur.

In ihrem Verlauf liegt sie zunächst dorsal des Corpus pancreatis, dann ventral des Proc. uncinatus des Pankreas. Nach Eintritt in die Radix mesenterii **(Mesenterium)** überkreuzt sie die Pars horizontalis oder die Pars ascendens duodeni, bevor sie folgende Äste abgibt:

- **A. pancreaticoduodenalis inferior:** teilt sich in einen R. anterior und einen R. posterior, die ventral bzw. dorsal des Pankreaskopfs mit den Aa. pancreaticoduodenales superiores anastomosieren.
- **Aa. jejunales** und **ileales:** bilden mehrere **Gefäßarkaden** (Anastomosenkreisläufe) aus. Die von den Endarkaden ausgehenden Vasa recta sind jedoch Endarterien und versorgen jeweils ein Dünndarmsegment.
- **A. ileocolica:** entlässt den R. ilealis zum terminalen Ileum, den R. colicus zum proximalen Colon ascendens, die A. caecalis anterior und posterior zur Vorder- und Rückseite des Zökums sowie die A. appendicularis zum Appendix vermiformis.
- **A. colica dextra:** zum Colon ascendens.
- **A. colica media:** zieht im Mesocolon transversum zum Colon transversum und anastomosiert distal mit Ästen der ↔ A. colica sinistra (**Riolan-** und **Drummond-Anastomosen**), proximal mit Ästen der ↔ A. colica dextra.

MERKE

Über die **Riolan-Anastomose** sind die Aa. mesentericae superior und inferior miteinander verbunden.

KLINIK

Mesenterialinfarkt Akuter Verschluss meist der A. mesenterica superior durch einen Embolus. Dies ist ein lebensbedrohlicher Notfall, da es bereits nach 6 Stunden zum Absterben der Darmwand und nach 12 Stunden zur diffusen Bauchfellentzündung mit Schock kommt.

5.1.4 A. mesenterica inferior

Die A. mesenterica inferior entspringt i. H. LWK 3/4 ventral aus der Aorta abdominalis. Sie entlässt folgende Äste:

- **A. colica sinistra:** zum Colon descendens. Anastomosiert mit Ästen de ↔ A. colica media (Riolan- und Drummond-Anastomosen).
- **Aa. sigmoidea:** gelangen im Mesocolon sigmoideum zum Colon sigmoideum.
- **A. rectalis superior:** zum oberen Drittel des Rektums. Anastomosiert mit der ↔ A. rectalis media (aus der A. iliaca interna) und mit der ↔ A. rectalis inferior (aus der A. pudenda interna). Speist das Corpus cavernosum recti.

5.1.5 Paarige laterale Äste

Die Aorta abdominalis gibt folgende paarigen Äste ab:

- **A. phrenica inferior:** zur Unterseite des Zwerchfells.
  A. suprarenalis superior: zu den Nebennieren
- **A. suprarenalis media:** zu den Nebennieren.
- **A. renalis:** Abgang i. H. LWK 1/2. Die rechte A. renalis unterkreuzt die V. cava inferior.
  A. suprarenalis inferior: zu den Nebennieren
- **Aa. lumbales:** auf jeder Seite 4 Aa. lumbales, deren Äste den Ästen der Aa. intercostales entsprechen. Sie versorgen Wirbelkanal und Rücken einschließlich der Rückenmuskeln und -haut.
- **A. testicularis** ♂ bzw. **ovarica** ♀: zieht auf dem M. psoas nach kaudal und überkreuzt den Ureter. Die A. testicularis verläuft im Samenstrang zu Hoden und Nebenhoden, die A. ovarica im Lig. suspensorium ovarii zum Ovar.

5.1.6 Bifurcatio aortae und Aa. iliacae communes

Die Aorta abdominalis zweigt sich i. H. LWK 4 in der Bifurcatio aortae **(Aortenbifurkation)** in die A. iliaca communis dextra und sinistra auf.

Die Aa. iliacae communes teilen sich nach kurzem Verlauf ohne Abgabe von Ästen jeweils in eine A. iliaca externa und eine A. iliaca interna. Die A. iliaca communis dextra verläuft ventral der Vv. iliacae communes.

KLINIK

Leriche-Syndrom hochgradige arteriosklerotische Verengung oder Verschluss der Aortenbifurkation. Aufgrund der oft langsamen Entstehung können sich Kollateralkreisläufe insbesondere zwischen A. mesenterica inferior und A. iliaca interna über die Aa. rectales ausbilden.

5.1.7 A. iliaca externa

Die A. iliaca externa unterkreuzt in ihrem Anfangsabschnitt den Ureter und ruft so die mittlere Ureterenge hervor. Bevor sie mit Durchtritt durch die Lacuna vasorum unterhalb des Leistenbands zur A. femoralis wird, entlässt sie 2 Äste:

- **A. epigastrica inferior:** verläuft nach Durchtritt durch die Rektusscheide dorsal des M. rectus abdominis in der Plica umbilicalis lateralis aufwärts und anastomosiert mit der ↔ A. epigastrica superior. Abzweigungen sind:
  - R. pubicus: zur Symphyse; anastomosiert mit dem ↔ R. pubicus der A. obturatoria.
  - A. cremasterica ♂ bzw. A. ligamenti teretis uteri ♀: zum Samenstrang über den Leistenkanal bzw. zum Lig. teres uteri.
- **A. circumflexa iliaca profunda:** entlang von Leistenband und Darmbeinkamm zur Bauchwand

KLINIK

Ist diese Anastomose zwischen A. obturatoria und A. epigastrica inferior stark ausgeprägt, nennt man sie auch **„Corona mortis"**. Der Name stammt aus Zeiten, in denen es häufig zur Verletzung dieser Anastomose bei Operationen von Schenkelhernien kam. Da dies eine lebensgefährliche Blutung bedeutet, war damals die Mortalitätsrate entsprechend hoch.

5.1.8 A. iliaca interna

Die A. iliaca interna (➤ Abb. 5.2) zweigt sich im Regelfall in einen vorderen und einen hinteren Stamm auf. Der vordere Stamm gibt zwei parietale und sechs viszerale Äste ab, der hintere Stamm drei parietale Äste.

Parietale Äste

- **A. iliolumbalis:** teilt sich in 3 kleinere Äste, die zu M. iliacus, M. psoas und Rückenmark verlaufen.
- **Aa. sacrales laterales:** zur dorsalen Beckenwand.
- **A. glutea superior:** verläuft durch das Foramen suprapiriforme zur Glutealmuskulatur.
- **A. obturatoria:** verlässt das Becken gemeinsam mit dem N. obturatorius durch den Canalis obturatorius. 4 Äste zweigen ab:
  - R. pubicus: anastomosiert mit dem ↔ R. pubicus der A. epigastrica inferior (Corona mortis)
  - R. anterior: zu den Adduktoren
  - R. posterior: zur Glutealmuskulatur
  - R. acetabularis: im Lig. capitis femoris zum Caput femoris
- **A. glutea inferior:** gelangt durch das Foramen infrapiriforme zum M. gluteus maximus.

Viszerale Äste

- **A. umbilicalis:** Ihr längerer distaler Abschnitt (Pars occlusa) obliteriert nach der Geburt zum Lig. umbilicale mediale, das die Plica umbilicalis medialis aufwirft. Ihr offener Anfangsabschnitt (Pars patens) hat 2 Äste:
  - A. ductus deferentis ♂: zum Ductus deferens
  - A. vesicalis superior: zum Harnblasenapex
- **A. vesicalis inferior:** zum Harnblasengrund. Entlässt Rr. prostatici ♂ zur Prostata bzw. die A. vaginalis ♀ zur Vagina.
- **A. uterina ♀:** überkreuzt den Ureter. Gelangt in der Basis des Lig. latum uteri zur Cervix uteri, wo sie sich in Rr. vaginales nach kaudal zur Vagina und Rr. helicini aufteilt. Letztere verlaufen geschlängelt entlang der Seitenfläche des Uterus nach kranial zum Tubenwinkel. Endäste: R. ovaricus im Lig. ovarii proprium zum Ovar, wo er mit der ↔ A. ovarica anastomosiert, und R. tubarius in der Mesosalpinx zur Tuba uterina.
- **A. rectalis media:** erreicht die Ampulla recti oberhalb des M. levator ani. Anastomosiert mit den ↔ Aa. rectales superior und inferior.
- **A. pudenda interna:** zieht durch das Foramen infrapiriforme, dann um die Spina ischiadica herum und durch das Foramen ischiadicum minus in die Fossa ischioanalis. Dort gelangt sie durch den Canalis pudendalis **(Alcock-Kanal)** zum Beckenboden.
  - A. rectalis inferior: zum After. Anastomose mit der ↔ A. rectalis media
  - A. perinealis: zum Damm. Rr. scrotales ♂ bzw. labiales ♀ posteriores zum Skrotum bzw. zu den großen Schamlippen
  - A. bulbi penis ♂ bzw. vestibuli ♀: zum Bulbus penis bzw. vestibuli
  - A. urethralis: zur Harnröhre
  - A. profunda penis ♂ bzw. clitoridis ♀: zu den Corpora cavernosa
  - A. dorsalis penis ♂ bzw. clitoridis ♀: zur Rückseite des Penis bzw. zum Praeputium clitoridis.

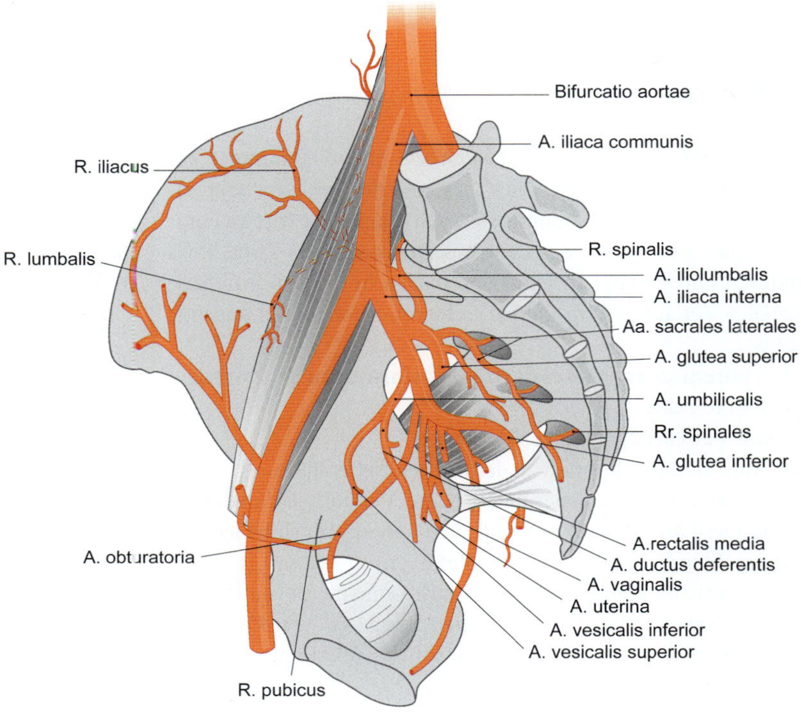

Abb. 5.2 A. iliaca interna und ihre parietalen Äste [R255]

CHECK-UP

- Welche Arterien anastomosieren an der kleinen bzw. großen Magenkurvatur?
- Welche Arterie entspringt aus der A. hepatica communis nach kaudal?
- Durch welche anastomosierenden Arterien werden Pankreaskopf und Duodenum versorgt?
- Was ist die „Corona mortis"?
- Nenne die viszeralen und die parietalen Äste der A. iliaca interna!

Jetzt bist du dran!

Überblick gewinnen

Notiere dir ca. 5 Stichwörter aus diesem Unterkapitel.

5.2 Venen

Fabian Rengier

Anatomie

Die V. portae hepatis drainiert das Blut aller unpaaren Bauchorgane (mit Ausnahme der Leber) sowie des oberen Abschnitts des Rektums. Die Leber, alle paarigen Bauchorgane, der unterste Abschnitt des Rektums sowie alle weiteren Beckenorgane drainieren in die **Vv. iliacae** und die **V. cava inferior.**

5.2.1 V. cava inferior

In Höhe LWK 4/5 fließen die beiden Vv. iliacae communes zur V. cava inferior zusammen. Die V. cava inferior verläuft retroperitoneal rechts der Aorta abdominalis nach kranial. Sie tritt im Foramen venae cavae durch das Centrum tendineum des Zwerchfells hindurch und mündet anschließend nach sehr kurzem intraperikardialen Verlauf (< 1 cm) in den rechten Vorhof. Sie hat folgende Zuflüsse:

- **Vv. phrenicae inferiores dextra** und **sinistra:** an der Zwerchfell-Unterseite.
- **Vv. hepaticae:** 3 Venen von der Leber.
- **V. suprarenalis dextra:** von der rechten Nebenniere.
- **V. renalis sinistr:** von der linken Niere. Verläuft ventral der Aorta und dorsal der A. mesenterica superior. Im Unterschied zur rechten V. renalis erhält sie Blut über:
  - V. testicularis sinistra ♂ bzw. ovarica sinistra ♀: von Hoden und Nebenhoden über den Samenstrang bzw. vom Ovar über das Lig. suspensorium ovarii. Beide überkreuzen den Ureter.
  - V. suprarenalis sinistra: von der linken Nebenniere.
- **V. renalis dextra:** verläuft ventral der A. renalis dextra.
- **V. testicularis dextra** ♂ bzw. **ovarica dextra** ♀: münden im Unterschied zur linken Seite direkt in die V. cava inferior.
- **Vv. lumbales:** 4 Venen auf jeder Seite, die über die ↔ Vv. lumbales ascendentes untereinander und mit den ↔ Vv. azygos und hemiazygos verbunden sind.

KLINIK

Durch Abflussstörungen im Bereich der Einmündung der V. testicularis sinistra in die V. renalis sinistra kann es zur Vergrößerung des linken Plexus pampiniformis **(Varikozele)** kommen.

5.2.2 Vv. iliacae communis, externa und interna

Die V. iliaca communis entsteht vor dem Iliosakralgelenk aus der Vereinigung der Vv. iliacae externa und interna. Die Zuflüsse der Vv. iliacae verlaufen meist gemeinsam mit den entsprechenden Arterien. Um die Beckenorgane herum befinden sich miteinander in Verbindung stehende Venengeflechte, die das venöse Blut in die viszeralen Venen weiterleiten:

- **Plexus venosus rectalis**
- **Plexus venosus vesicalis**
- **Plexus venosi uterinus** und **vaginalis** ♀ bzw. **Plexus venosus prostaticus** ♂.

FOKUS

Der Plexus venosus prostaticus steht mit dem Plexus venosus vertebralis in Verbindung. So können bei einem **Prostatakarzinom** Metastasen in die Wirbelsäule gelangen, was sich durch Rückenschmerzen bemerkbar machen kann.

5.2.3 V. portae hepatis

Die V. portae hepatis **(Pfortader, V. portae)** führt das Blut aller unpaaren Bauchorgane (mit Ausnahme der Leber) sowie des oberen Rektumabschnitts zur Leber. Über die V. portae erhält die Leber insbesondere das nährstoffreiche Blut aus dem Magen-Darm-Trakt zur Verstoffwechselung.

Die V. portae entsteht durch den Zusammenfluss der V. splenica, der V. mesenterica superior und inferior. Dabei nimmt meist die V. splenica die V. mesenterica inferior auf, bevor V. splenica und V. mesenterica superior hinter dem Pankreaskopf zur V. portae zusammenfließen:

- **V. splenica** (V. lienalis): drainiert Milz, Magenfundus und Teile des Pankreas. Vom Milzhilum schlängelt sie sich am Oberrand des Pankreas nach rechts.
  Zuflüsse: Vv. gastricae breves vom Magenfundus, V. gastroomentalis sinistra von der großen Magenkurvatur, Vv. pancreaticae vom Pankreas
- **V. mesenterica superior:** verläuft gemeinsam mit der A. mesenterica superior in der Radix mesenterii über die Pars horizontals duodeni, dann hinter den Pankreaskopf.
  Zuflüsse: V. gastroomentalis dextra von der großen Magenkurvatur, Vv. pancreaticoduodenales von Pankreaskopf und Duodenum, V. colica media vom Colon transversum, V. colica dextra vom Colon ascendens, Vv. jejunales und ileales von Jejunum und Ileum, V. ileocolica mit Zuflüssen entsprechend der Arterie (z. B. V. appendicularis von der Appendix vermiformis)

- **V. mesenterica inferior:** mündet meist in die V. splenica.
  Zuflüsse: V. colica sinistra vom Colon descendens, Vv. sigmoideae vom Colon sigmoideum, V. rectalis superior vom Rektum (Portokavale Anastomosen)
- **V. portae hepatis:** zieht hinter der Pars superior duodeni, dann im Lig. hepatoduodenale zusammen mit der A. hepatica propria und dem Ductus choledochus zur Leberpforte. Neben den indirekte Zuflüssen über die Vv. splenica, mesenterica superior und mesenterica inferior hat die V. portae hepatis auch direkte Zuflüsse.
  Direkte Zuflüsse: V. cystica von der Gallenblase, Vv. paraumbilicales von der vorderen Bauchwand (anastomosieren mit den ↔ Vv. epigastricae), Vv. gastricae sinistra und dextra von der kleinen Magenkurvatur und dem abdominellen Ösophagusabschnitt (anastomosieren mit den ↔ Vv. oesophageales). Die Anastomosen sind Bestandteil portokavaler Anastomosen.

5.2.4 Anastomosen

Kavokavale Anastomosen

Kavokavale Anastomosen verbinden die V. cava inferior und die V. cava superior miteinander:

Vor dem M. rectus abdominis V. cava inferior ↔ V. iliaca communis ↔ V. iliaca externa ↔ V. femoralis ↔ **V. epigastrica superficialis** ↔ **Vv. thoracoepigastricae** ↔ V. axillaris ↔ V. subclavia ↔ V. brachiocephalica ↔ V. cava superior.

Hinter dem M. rectus abdominis V. cava inferior ↔ V. iliaca communis ↔ V. iliaca externa ↔ **V. epigastrica inferior** ↔ **V. epigastrica superior** ↔ V. thoracica interna ↔ V. subclavia ↔ V. brachiocephalica ↔ V. cava superior

Über das Lumbalvenensystem V. cava inferior ↔ Vv. lumbales/V. iliaca communis ↔ **V. lumbalis ascendens** ↔ **V. azygos/hemiazygos** ↔ V. cava superior

Über die Venengeflechte im Wirbelkanal V. cava inferior ↔ Vv. lumbales/V. iliaca communis ↔ V. lumbalis ascendens ↔ **Vv. lumbales** ↔ **Plexus venosi vertebrales** ↔ **Vv. intercostales posteriores** ↔ V. azygos/hemiazygos ↔ V. cava superior.

KLINIK
Wenn sich eine der Hohlvenen verschließt (obere oder untere Einflussstauung), können kavokavale Anastomosen den Blutrückfluss zum rechten Vorhof weiter gewährleisten. Dies führt zu einer Erweiterung der an den Anastomosen beteiligten Venen, was insbesondere an der vorderen Rumpfwand auch von außen sichtbar werden kann.

Portokavale Anastomosen

Portokavale Anastomosen sind Verbindungen zwischen der V. portae hepatis und den Vv. cavae:

Über Ösophagusvenen V. portae ↔ Vv. gastricae ↔ **Vv. oesophageales** ↔ V. azygos/hemiazygos ↔ V. cava superior

Über Venen der ventralen Rumpfwand V. portae ↔ V. umbilicalis (offener Anteil) ↔ **Vv. paraumbilicales** ↔ ab hier sind nun 4 weitere Verläufe (1.–4.) zu den ↔ Vv. cavae möglich:
1. V. epigastrica superior
2. V. epigastrica inferior
3. Vv. thoracoepigastricae
4. V. epigastrica superficialis

Zu den Verbindungen zwischen den unter 1.–4. genannten Venen der vorderen Rumpfwand und den Vv. cavae (s. o.), kavokavale Anastomosen.

Über den rektalen Venenplexus V. portae ↔ V. mesenterica inferior ↔ V. rectalis superior ↔ **Plexus venosus rectalis** ↔ Vv. rectales media/inferior ↔ V. iliaca interna ↔ V. cava inferior.

Über Venen der hinteren Rumpfwand V. portae ↔ V. mesenterica superior und inferior ↔ **Vv. colicae** ↔ Vv. lumbales ascendentes ↔ V. cava inferior oder ↔ V. azygos/hemiazygos ↔ V. cava superior.

KLINIK
Bei einem erhöhten Strömungswiderstand in der Leber **(portale Hypertension),** z. B. infolge einer Leberzirrhose, erweitern sich die an den portokavalen Umgehungskreisläufen beteiligten Venen. Dies kann zu einem typischen klinischen Bild führen mit:
- **Ösophagusvarizen:** erweiterte Ösophagusvenen, die die Gefahr einer Ruptur und einer lebensbedrohlichen Blutung mit sich bringen
- **Caput medusae:** erweiterte oberflächliche Bauchwandvenen
- **Hämorrhoiden:** erweiterte Rektalvenen
- **Aszites:** Flüssigkeitsaustritt in die Bauchhöhle

CHECK-UP
- Drainiert das Blut aus den Ovarien zunächst in die Leber oder in die Lunge?
- Worin unterscheidet sich der Blutabfluss aus dem rechten und linken Plexus pampiniformis?
- Wie und wo entsteht die V. portae hepatis?
- Benenne vier portokavale Anastomosen!
- Welches klinische Bild kann als Folge portaler Hypertension entstehen?

Jetzt bist du dran!

Überblick gewinnen

Notiere dir ca. 5 Stichwörter aus diesem Unterkapitel.

5.3 Lymphknoten und Lymphgefäße

Fabian Rengier

Anatomie

Im Bauch- und Beckenraum folgen die Lymphgefäße überwiegend den Arterien.

5.3.1 Lymphabfluss und Lymphknoten

Nll. inguinales (Leistenlymphknoten)

Alle Nll. inguinales sind regionäre Lymphknoten für Urethra und äußere Genitale (Penis, Skrotum ♂ bzw. Mons pubis, Labia majora und minora pudendi, Klitoris ♂).

Man unterscheidet die:

- **Nll. inguinales superficiales:** sind zudem regionäre Lymphknoten für die unteren Abschnitte von Vagina und Rektum sowie über das Lig. teres uteri auch für den Fundus uteri und die Tube
- **Nll. inguinales profundi:** sammeln die Lymphe der Nll. inguinales superficiales und der unteren Extremität

Nll. iliaci (Beckenlymphknoten)

Die Nll. iliaci werden in 3 Gruppen gegliedert: **Nll. iliaci communes, externi** und **interni:**

- Nll. ilaci externi: sammeln die Lymphe aus den Nll. inguinales profundi
- Nll. iliaci communes: sammeln die Lymphe aus den Nll. iliaci externi und den Nll. iliaci interni.

Alle Nll. iliaci erhalten Lymphe der Harnblase, der Pars pelvica des Ureters **sowie der inneren Genitale mit Ausnahme von Hoden, Nebenhoden und Ovar.**

Nll. lumbales

Nll. lumbales sind die letzte Sammelstation für die Lymphe der unteren Extremität, des gesamten Urogenitalsystems und der Bauch- und Beckenwand. Gleichzeitig sind sie regionäre Lymphknoten für Hoden, Nebenhoden und Ovar sowie für Niere, Nebenniere und die Pars abdominalis des Ureters. Nll. lumbales werden in 3 größere Gruppen unterteilt:

- **Nll. lumbales sinistri** (paraaortale Lymphknoten)**:** um die Aorta abdominalis
- **Nll. lumbales dextri** (parkavale Lymphknoten)**:** um die V. cava inferior
- **Nll. lumbales intermedii** (interaortokavale Lymphknoten)**:** zwischen Aorta abdominalis und V. cava inferior

Intestinale Sammellymphknoten

Die Lymphe aus dem Verdauungstrakt und der Milz wird von 3 großen Lymphknotengruppen gesammelt:

- **Nll. coeliaci:** unteres Ösophagusdrittel, Magen, Omentum majus, Partes superior und descendens duodeni, Pankreas, Milz, Leber, Gallenblase
- **Nll. mesenterici superiores:** Darmabschnitte von der Pars horizontalis duodeni bis zum Colon transversum
- **Nll. mesenterici inferiores:** Darmabschnitte vom Colon descendens bis zur oberen Rektumetage

MERKE
Äußere Genitale und Tubenwinkel (über das Lig. teres uteri) drainieren in die Nll. inguinales. Hoden und Ovar drainieren direkt in die Nll. lumbales.

5.3.2 Lymphstämme

Die Lymphe fließt von den großen Sammellymphknoten weiter in 3 Lymphstämme:

- **Truncus lumbalis dexter:** erhält Lymphe überwiegend von den Nll. lumbales dextri
- **Truncus lumbalis sinister:** erhält Lymphe vor allem von den Nll. lumbales sinistri sowie den Nll. mesenterici inferiores
- **Truncus intestinalis:** sammelt die Lymphe der Nll. coeliaci und der Nll. mesenterici superiores

Diese Lymphstämme vereinigen sich in Höhe des Hiatus aorticus in der **Cisterna chyli.** Von dort fließt die Lymphe über den Ductus thoracicus in den linken Venenwinkel.

CHECK-UP
- Nenne die regionären Lymphknoten von Penis, Skrotum, Hoden, Ovar und Fundus uteri!
- Benenne die Lymphstämme im Bauch- und Beckenraum und liste die Organe auf, die von den einzelnen Lymphstämmen drainiert werden!

Jetzt bist du dran!

Überblick gewinnen

Notiere dir ca. 5 Stichwörter aus diesem Unterkapitel.

5.4 Vegetative Innervation

Fabian Rengier

Anatomie

Das vegetative Nervensystem besteht aus dem **viszeroefferenten** System, dem **viszeroafferenten** System und dem intramuralen Nervensystem. Die viszeroafferenten Fasern verlaufen meist gemeinsam mit den viszeroefferenten Fasern. Das viszeroefferente System gliedert sich in Sympathikus **(Pars sympathica)** und Parasympathikus **(Pars parasympathica).**

5.4.1 Sympathikus

Ursprung Von den Ursprungskerngebieten des Sympathikus im thorakolumbalen Rückenmark ([C8] Th1–L2) übernehmen diejenigen in Th5–L2 die Versorgung der Bauch- und Beckeneingeweide.

Truncus sympathicus Meist 4 paarige Ganglia lumbalia und 4–5 paarige Ganglia sacralia bilden den Truncus sympathicus im Abdomen und Becken. Die beiden Grenzstränge laufen im median gelegenen unpaaren Ganglion impar zusammen. Die Ganglien des Truncus sympathicus nennt man auch **Grenzstrangganglien** oder **paravertebrale Ganglien.**

Präganglionäre Strecke Die präganglionären Fasern aus Th5–L2 gelangen ohne Umschaltung durch die paravertebralen Ganglien hindurch und bilden dann die **Nn. splanchnici:**

- Die **Nn. splanchnici thoracici major** (Th5–9), **minor** (Th10 + 11) und **imus** (Th12) ziehen durch das Zwerchfell zum Plexus aorticus abdominalis.
- Die **Nn. splanchnici lumbales** und **sacrales** enden im Plexus aorticus abdominalis und in den Plexus hypogastrici.

Umschaltung Die präganglionären Fasern werden in den vor und neben der Aorta abdominalis sowie im Becken gelegenen Nervengeflechten auf das 2. (postganglionäre) Neuron umgeschaltet. Das um die Aorta abdominalis gelegene Nervengeflecht wird in der Gesamtheit als Plexus aorticus abdominalis bezeichnet und enthält die Plexus coeliacus, mesentericus superior/inferior und renalis. Im Becken liegen die Plexus hypogastrici superior und inferior. Die in diesen Nervengeflechten lokalisierten Ganglien (Ganglia coeliaca, mesentericum superius/inferius, aortorenalia, renalia und pelvica) nennt man **prävertebrale Ganglien.**

MERKE

Die sympathischen präganglionären Fasern für die Bauch- und Beckeneingeweide werden in den prävertebralen Ganglien umgeschaltet.

Postganglionäre Strecke Von den Nervengeflechten gelangen die postganglionären sympathischen Fasern meist gemeinsam mit prä- oder postganglionären parasympathischen Fasern entlang von Arterien zum Erfolgsorgan. Dort bilden die postganglionären Fasern organnahe Plexus (Plexus gastricus, hepaticus, splenicus usw.).

Funktion Eine Aktivierung des Sympathikus bewirkt im Magen-Darm-Trakt die Abnahme der Darmmotilität, die Kontraktion der Sphinkteren, eine Verringerung der Drüsensekretion sowie eine Vasokonstriktion. Beim Mann wird durch Sympathikusaktivierung zudem die Ejakulation herbeigeführt.

5.4.2 Parasympathikus

Ursprung Der Parasympathikus hat einen kranialen und einen sakralen Anteil. Die Perikarya der 1. parasympathischen Neurone des kranialen Anteils liegen im Ncl. dorsalis n. vagi, die des sakralen Anteils in den Seitenhörnern des sakralen Rückenmarks (S2–4).

Präganglionäre Strecke

- Die Fasern des **kranialen Anteils** verlaufen in den Nn. vagi zum Ösophagus, wo sie unter gegenseitigem Faseraustausch den **Plexus oesophageus** ausbilden. Dieser setzt sich schließlich in die **Trunci vagales** anterior und posterior fort, wobei der Truncus vagalis posterior überwiegend Fasern des N. vagus dexter enthält (**Merke:** dexter = dorsal). Die Trunci vagales treten mit den Ösophagus im Hiatus oesophageus durch das Zwerchfell. Während der Truncus vagalis anterior am Magen im Plexus gastricus anterior endet, gelangen die Fasern des Truncus vagalis posterior zum Plexus aorticus abdominalis. Dort schließen sie sich postganglionären sympathischen Fasern an und ziehen mit ihnen zum Erfolgsorgan.
- Die Fasern des **sakralen Anteils** ziehen als **Nn. splanchnici pelvici** zu dem seitlich von Rektum, Prostata bzw. Cervix uteri gelegenen Plexus hypogastricus inferior.

Umschaltung Erfolgt zum überwiegenden Teil in organnahen Ganglien der organnahen Plexus.

Postganglionäre Strecke Aufgrund der überwiegenden Umschaltung in organnahen Ganglien ist die postganglionäre Strecke meist kurz. Der kraniale Anteil versorgt Leber, Gallenblase, Pankreas, Milz, Niere, Nebennierenrinde, Duodenum, Dünndarm sowie Colon ascendens bis zum aboralen Drittel des Colon transversum, also proximal des **Canon-Böhm-Punkts.** Der sakrale Anteil versorgt das aborale Drittel des Colon transversum, also distal des Canon-Böhm-Punkts, Colon descendens, Colon sigmoideum, Rektum, Anus, Harnblase, Harnröhre sowie innere und äußere Genitale.

MERKE

Der **N. vagus** übernimmt die parasympathische Innervation aller Hals- und Brusteingeweide, der Organe des Oberbauchs (Drüsenbauch), der Nieren sowie des Magen-Darm-Trakts bis zum Canon-Böhm-Punkt.

Funktion Eine Aktivierung des Parasympathikus führt im Magen-Darm-Trakt zur Zunahme der Motilität, zur Erschlaffung der Sphinkteren und zur Steigerung der Drüsensekretion; im Urogenitalsystem bewirkt eine Parasympathikusaktivierung die Erektion von Penis bzw. Klitoris und die Miktion.

FOKUS

Bei **Prostataoperationen** kann es zur Schädigung des Plexus prostaticus und somit zur erektilen Dysfunktion der Corpora cavernosa kommen.

Jetzt bist du dran!

Überblick gewinnen

Notiere dir ca. 5 Stichwörter aus diesem Unterkapitel.

Jetzt bist du dran!

Zeichenaufgabe

Zeichne eine Übersicht über die Aorta abdominalis mit allen Abgängen vom Durchtritt durch das Zwerchfell bis zur Teilung der Iliakalgefäße.
Ergänze nun deine Zeichnung, indem du die Gefäße in die topografischen Verhältnisse des Abdomens eingliederst. Zeichne hierfür schematisch die ungefähre Lage der V. cava inferior und der Bauchorgane (Magen, Pankreas, Leber, Nieren, Darm, Milz). Diese Aufgabe hilft deinem topografischen Verständnis und ist sowohl für körperliche Untersuchungen, apparative Diagnostik als auch chirurgische Fähigkeiten von großer Bedeutung.
Erkläre die Unterteilung in parietale und viszerale Gefäßäste. Was wird auch als „Corona mortis“ bezeichnet?

Anregungen zur weiteren Wiederholung

Zeichne nun die Zuflüsse der venösen Gefäße in die V. portae hepatis und ihre Umgehungskreisläufe ein. Was sind kavokavale und portokavale Anastomosen? Welches klinische Bild ergibt sich bei einer portalen Hypertension?

Überblick gewinnen

Nutze deine gesammelten Stichwörter für eine Mindmap oder eine gegliederte Stichwortliste.

KAPITEL

Biochemie, Physiologie

6 Sexualhormone

6.1 Einteilung und Regulation

Gregor Däubler, Vorauflage: Oliver Adolph

Biochemie, Physiologie

Hypothalamisches GnRH bewirkt in der **Hypophyse** die Freisetzung von **LH** und **FSH,** die wiederum die Keimdrüsen, also Hoden und Ovarien zur Produktion von **Androgenen** und **Östrogenen** anregen.

MERKE

Bei **beiden** Geschlechtern werden Androgene **und** Östrogene gebildet. Der Unterschied besteht lediglich im Mengenverhältnis.

Am Beispiel von GnRH wird die Bedeutung der pulsatilen Ausschüttung von hypophysären Hormonen deutlich. Störungen können hier zu einer verzögerten oder ausbleibenden Pubertätsentwicklung führen. Die **kontinuierliche Gabe** von **GnRH-Analoga** bewirkt ein Sistieren der hypophysären Gonadotropinsekretion und wird zur Behandlung des Prostatakarzinoms, der Endometriose (ektopes Vorkommen von Uterusschleimhaut) und bei Tieren zur Fertilitätskontrolle eingesetzt. Die GnRH-Sekretion wird über **negative Rückkopplung** durch **LH** und **FSH** sowie **Östrogene** und **Androgene** reguliert. Leptin stimuliert die Freisetzung von GnRH, indem es die Expression eines Peptids namens Kisspeptin fördert.

Die männlichen Sexualhomone bestehen aus 19 C-Atomen, Östrogene aus 18 und Gestagene aus 21. Im But werden sie durch **Albumin** und das **sexualhormonbindende Globulin** (SHBG) transportiert. **Progesteron** bindet an **Transkortin.** Sexualhormone wirken über **nukleäre Rezeptoren.**

CHECK-UP

- Wie wirken GnRH und seine Analoga auf die Ausschüttung von Östrogenen?
- Durch welche Mechanismen wird die Freisetzung von GnRH reguliert?

Jetzt bist du dran!

Überblick gewinnen

Notiere dir ca. 5 Stichwörter aus diesem Unterkapitel.

6.2 Allgemeine Wirkungsweise

Gregor Däubler, Vorauflage: Oliver Adolph

Biochemie, Physiologie

6.2.1 Steroidhormone

Sexualhormone werden nach ihrer Wirkung in weibliche und männliche Hormone eingeteilt. Die weiblichen Sexualhormone lassen sich grob in zwei Gruppen mit unterschiedlichen Wirkungen einteilen: **Östrogene** und **Gestagene.** Alle Sexualhormone sind Steroidhormone und leiten sich demnach vom Grundgerüst des **Cholesterins** ab. Sie sind lipophil und werden an Plasmaproteine gebunden im Blut transportiert. Die Plasmamembran können sie leicht passieren und direkt an intrazellulare Rezeptoren binden. Im Zellkern nehmen sie direkt Einfluss auf die Transkription bestimmter Gene. Auf diese Weise regulieren sie nicht nur mit der Fortpflanzung assoziierte Funktionen, sondern z. B. auch den Temperaturhaushalt oder den Knochenstoffwechsel.

Androgene sind im männlichen und weiblichen Körper entscheidend beteiligt an der hormonalen Regulation des Stoffwechsels und der Sexualfunktionen. Sie sind **Steroidhormone** und leiten sich damit vom Grundgerüst des Cholesterins ab. Gleichzeitig sind sie Vorläufermoleküle für alle Östrogene. Weil Androgene eine stark anabole, virilisierende (vermännlichende) Wirkung haben, werden sie auch als männliche Sexualhormone bezeichnet. Das prominenteste Androgen ist das **Testosteron.**

MERKE

Das effektivste Androgen ist nicht das zirkadian ausgeschüttete Testosteron, sondern seine reduzierte Form: **5-Dihydrotestosteron** (5-DHT), das erst in der Peripherie gebildet wird.

6.2.2 Peptidhormone

Im weiteren Sinne werden auch einige Peptidhormone als Sexualhormone bezeichnet: Oxytocin und Prolaktin sowie Hormone, die die Freisetzung anderer Hormone regulieren (Releasing- oder Inhibiting-Hormone). Dazu gehören LH, FSH oder hCG (humanes Choriongonadotropin). Peptidhormone sind **hydrophil** und können frei gelöst im Plasma transportiert werden. Das bedeutet aber auch, dass für sie die hydrophobe Plasmamembran eine Barriere darstellt und sie im Gegensatz zu den Steroidhormonen **nicht** direkt an intrazellulare Rezeptoren binden können. Deshalb wirken sie über G-Protein-gekoppelte Rezeptoren.

MERKE

Die sprachliche Unterscheidung der Begriffe „weibliche" und „männliche" Hormone ist etwas irreführend: Die prägenden Hormone sind zwar Östrogene und Gestagene bei der Frau bzw. Androgene beim Mann, trotzdem sind bei **beiden Geschlechtern beide Hormonklassen vorhanden** und erfüllen zentrale Aufgaben bei der Regulation der Stoffwechsel- und Fortpflanzungsfunktionen.

CHECK-UP

Wie lassen sich Sexualhormone in Bezug auf ihren Transport im Plasma einteilen?

Jetzt bist du dran!

Überblick gewinnen

Notiere dir ca. 5 Stichwörter aus diesem Unterkapitel.

6.3 Weibliche Sexualhormone

Gregor Däubler, Vorauflage: Oliver Adolph

Biochemie, Physiologie

6.3.1 Steroidhormone

Östrogene

Die wichtigsten natürlichen Östrogene sind **Östradiol, Östron** und **Östriol** (➤ Abb. 6.1). Sie entstehen durch Aromatisierung aus Androgenen. Östrogene werden in den Ovarien und in geringen Mengen in der **Nebennierenrinde** gebildet, während der Schwangerschaft auch in der **Plazenta.** In der Entwicklung wirken sie fördernd auf die Ausbildung der weiblichen sekundären Geschlechtsmerkmale. Während des weiblichen Zyklus fördern sie die Reifung der Eizelle und bereiten die Uterusschleimhaut (Endometrium) auf eine mögliche Schwangerschaft vor. Zusätzlich regen sie das Wachstum der Milchdrüsengänge an. Östrogene wirken **anabol** auf den Proteinstoffwechsel. Daneben erfüllen sie weitere wichtige metabolische Funktionen wie Förderung der Knochenmineralisierung oder Schutz vor Atherosklerose.

Gestagene

Die wichtigsten Gestagene sind **Pregnenolon** und **Progesteron.** Letzteres wird im Gelbkörper (Corpus luteum) gebildet und be-

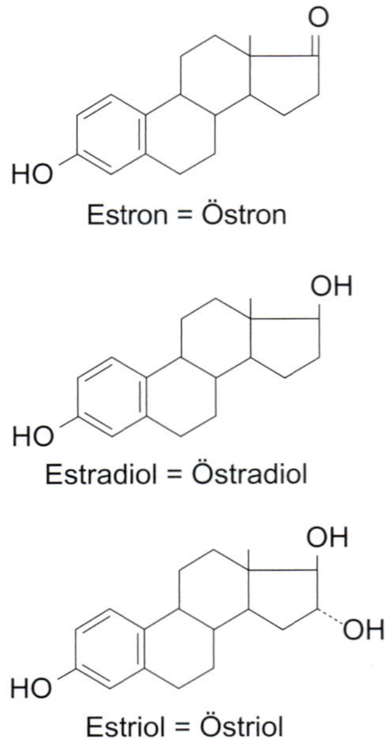

Abb. 6.1 Struktur der wichtigsten Östrogene [O523]

reitet das Endometrium auf die Aufnahme der befruchteten Eizelle vor. Wenn dieser Fall eintritt, verhindert es eine weitere Follikelreifung und bewirkt eine höhere Viskosität des Zervixschleims. Dadurch hilft es, die Schwangerschaft zu erhalten. Im letzten Trimenon trägt es zu einer Relaxation der Uterusmuskulatur bei. Im Gegensatz zu den Östrogenen wirken Gestagene **katabol.**

KLINIK

Minipille Im Gegensatz zur klassischen Antibabypille, die außerdem Östrogene enthält, sind die wirksamen Bestandsteile der Minipille ausschließlich **Gestagene.** Dadurch werden Nebenwirkungen der Östrogene wie ihre prothrombotische Wirkung vermieden. Durch den konstant hohen Gestagenspiegel werden weitere Eisprünge unterdrückt, sodass die Befruchtung einer Eizelle unmöglich wird. Die Menstruationsblutung wird dann wie im natürlichen Zyklus durch ein Abfallen des Progesteronspiegels ausgelöst, wenn die Einnahme für eine Woche unterbrochen wird. Wie bei fast allen Hormonpräparaten kommen auch hier synthetische Hormonderivate mit erhöhter Halbwertszeit zum Einsatz.

6.3.2 Peptidhormone

Luteinisierendes Hormon

LH fördert den Eisprung, die Reifung der Eizelle und des Gelbkörpers (Corpus luteum). Die α-Untereinheit hat es mit dem FSH, hCG und TSH gemeinsam, nur die β-Untereinheit ist spezifisch. LH wirkt in erster Linie auf die Thekazellen des Ovars, die daraufhin Androgene und Progesteron freisetzen.

Follikelstimulierendes Hormon

FSH, auch als Follitropin bezeichnet, wirkt vor allem auf die Granulosazellen (→ Freisetzung von Progesteron und Östrogenen) und fördert damit das Wachstum und die Reifung des Follikels im Ovar. Auch hier ist es die β-Untereinheit, die für die spezifische Wirkung des Hormons zuständig ist. Die Freisetzung von FSH aus der Hypophyse wird nicht nur durch den klassischen Regelkreis über **GnRH** reguliert. Auch die von den Granulosazellen ausgeschütteten Proteohormone **Inhibin** (hemmend) und **Activin** (fördernd) kontrollieren im Sinne einer Feedback-Regulation die Ausschüttung von FSH.

Humanes Choriongonadotropin

Die wichtigste Aufgabe dieses unter Einfluss des Chorions in der Plazenta gebildeten Hormons ist die **Erhaltung der Schwangerschaft.** Es stimuliert den Gelbkörper, der daraufhin Progesteron ausschüttet. Dadurch werden neue Eisprünge verhindert, die Menstruation bleibt aus.

Oxytocin

Ein zentrales Hypophysenhormon für biologische und soziale Funktionen wie Myometriumkontraktion, Laktation und Empathie ist das Oxytocin. Es wird verstärkt während der **Geburtswehen** und nach dem Orgasmus ausgeschüttet und weist eine sehr hohe Homologie zu ADH auf.

Prolaktin

Prolaktin ähnelt in Aufbau und Funktion dem Wachstumshormon **(GH).** Es wird von der Hypophyse freigesetzt und bewirkt während der Schwangerschaft eine Proliferation des Brustdrüsenepithels. Nach der Geburt fördert es die **Laktogenese.** Dopamin ist der wichtigste Hemmstoff der Prolaktinfreisetzung.

CHECK-UP

- Wie wirken Steroid- und Peptidhormone auf ihre jeweiligen Zielzellen?
- Wie wird ihre Freisetzung kontrolliert?
- Welche Wirkungen haben Östrogene?
- Welche Hormone teilen sich die gleiche α-Untereinheit?

Jetzt bist du dran!

Überblick gewinnen

Notiere dir ca. 5 Stichwörter aus diesem Unterkapitel.

6.4 Menstruationszyklus

Gregor Däubler, Vorauflage: Oliver Adolph

Biochemie, Physiologie

6.4.1 Zyklusphasen

Falls die Eizelle nicht befruchtet wird, läuft der Menstruationszyklus (➤ Abb. 6.2) im Rhythmus von durchschnittlich 28 Tagen ab. Definitionsgemäß gilt dabei der 1. Tag der Monatsblutung (Menstruation) als Beginn des Zyklus. Dieser wird in 3 Phasen unterteilt:

- **Follikelphase** (1.–12. Tag)
- **Ovulationsphase** (13.–15. Tag)
- **Lutealphase** (16.–28. Tag)

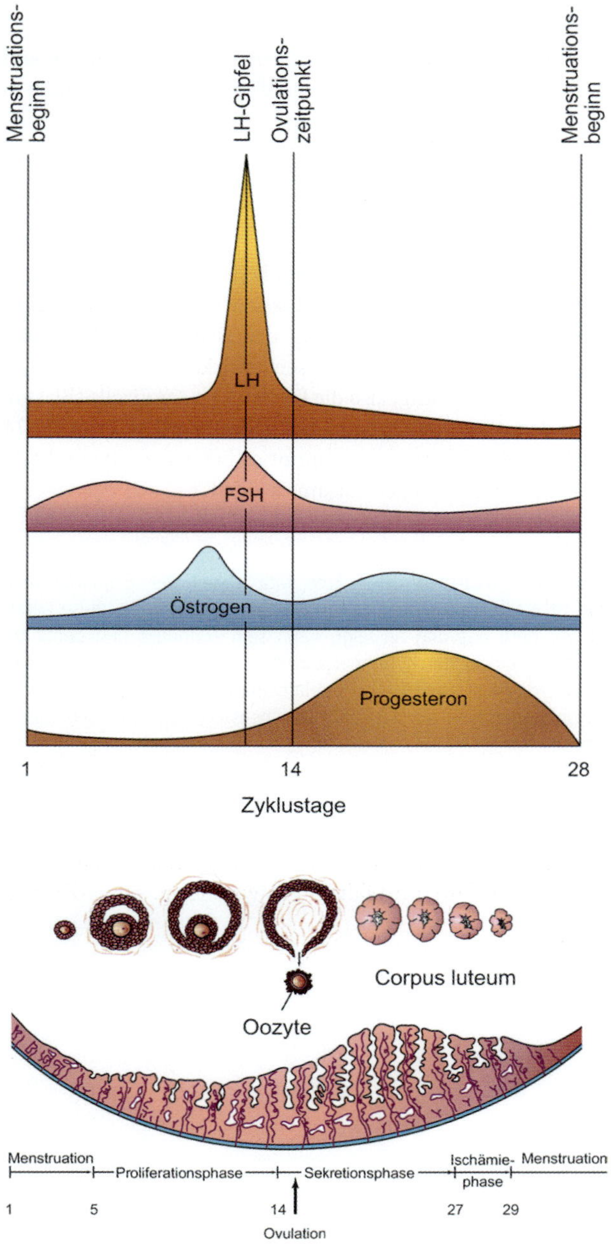

Abb. 6.2 Zyklusphasen. Dargestellt sind die Veränderungen der Hormonspiegel, der Eierstöcke und der Uterusschleimhaut. [E347–01]

6.4.2 Follikelphase

Die Follikelphase wird auch, wenn man die Uterusschleimhaut als Bezugspunkt wählt, als Desquamations- oder Proliferationsphase bezeichnet.

Tag 1–4 Unter dem Einfluss von **FSH** wachsen neue Follikel heran, deren Granulosazellen Östrogene produzieren.
Tag 5–10 Der Follikel mit der höchsten FSH-Bindung und **Östradiolproduktion** wird zum dominanten Follikel. Durch die hohe Östradiolkonzentration im Blut wird die FSH-Sekretion der Hypophyse unterdrückt (negatives Feedback) und dadurch die Reifung weiterer Follikel verhindert.
Tag 11–12 Der dominante Follikel entwickelt sich zum sprungreifen **Graaf-Follikel,** der große Mengen an Östriol produziert. Durch die hohen Östrogenspiegel proliferiert die Uterusschleimhaut (Endometrium). Gleichzeitig wird dadurch die Empfindlichkeit der Hypophyse für GnRH erhöht. Ab einem bestimmten Schwellenwert stimulieren die hohen Östrogenspiegel die LH-Freisetzung. Durch diesen **positiven Feedback-Mechanismus** steigt der Östradiolspiegel weiter und erreicht ein Maximum vor der Ovulation.

6.4.3 Ovulation

Tag 13–15 Der steile Anstieg von LH (LH-Peak) unmittelbar vor der Ovulation stimuliert die Produktion von Progesteron in den Granulosazellen und die Bildung des Gelbkörpers (Luteinisierung). Prostaglandine und Proteasen bewirken die Ruptur des Follikels und den **Eisprung,** also die Freisetzung der Eizelle (Blastozyste) aus dem Ovar. Die unbefruchtete Blastozyste ist etwa 18–24 h überlebensfähig. Kurz zuvor kommt es bereits zu einem Anstieg der basalen Körpertemperatur um ca. 0,5 °C.

KLINIK

Basaltemperaturmethode Eine Möglichkeit der Empfängniskontrolle ist die Messung der basalen Körpertemperatur. Da diese bereits kurz vor dem Eisprung ansteigt, kann sein Zeitpunkt und damit das fruchtbare Fenster durch Temperaturmessungen grob eingegrenzt werden. Allerdings ist diese Methode relativ unsicher – aufgrund natürlicher Schwankungen und der langen Überlebenszeit von Spermien (bis zu 4 Tage).

6.4.4 Lutealphase

Tag 16–25 Das vom Gelbkörper produzierte Progesteron bewirkt den Übergang der Uterusschleimhaut von der Proliferations- in die Sekretionsphase. Das ermöglicht die Einnistung (Implantation) der Eizelle.
Tag 26–28 Findet keine Implantation statt, degeneriert das Corpus luteum zum narbigen Corpus albicans (Luteolyse). Folglich wird kein Progesteron mehr ausgeschüttet, der **Progesteronmangel** führt zur Kontraktion der Spiralarterien des Endometriums. Prostaglandinvermittelt wird dieses schließlich abgestoßen. Dadurch wird die Regelblutung **(Menstruation, Menses)** ausgelöst. Dem Menstrualblut fehlen einige Gerinnungsfaktoren und die Fibrinolyse überwiegt, sodass man von einer hyperfibrinolytischen Blutung spricht. Damit kann der Zyklus von Neuem beginnen.

CHECK-UP

- In welche Phasen wird der Menstruationszyklus eingeteilt und durch welche Hormone sind sie gekennzeichnet?
- Was führt zur Monatsblutung?

Jetzt bist du dran!

Überblick gewinnen

Notiere dir ca. 5 Stichwörter aus diesem Unterkapitel.

6.5 Androgene

Gregor Däubler, Vorauflage: Oliver Adolph

Biochemie, Physiologie

6.5.1 Bildungsorte

Weiblicher Körper

Im weiblichen Körper werden Androgene als Vorstufe der Östrogene an deren Bildungsorten synthetisiert: in der Nebennierenrinde und den Ovarien. In Letzteren nehmen die Granulosazellen die von den benachbarten Thekazellen synthetisierten Androgene auf und aromatisieren sie zu Östrogenen.

Männlicher Körper

Beim Mann werden Androgene, v. a. Testosteron, nach Stimulation durch LH von den **Leydig-Zellen** der Testes ausgeschüttet. 95 % der Androgene werden von den Leydig-Zellen gebildet, die restlichen 5 % von der Nebennierenrinde.

6.5.2 Testosteronwirkung

Testosteron wirkt bei Männern und Frauen als **stark anaboles Hormon.** Es stimuliert Muskel- und Knochenwachstum, Körperbehaarung und das Wachstum von Penis bzw. Klitoris. Hohe Testosteronspiegel können im weiblichen Körper zur **Virilisierung** (Bartwuchs, männliche Geschlechtsbehaarung, Zunahme der Muskelmasse, tiefere Stimmlage, psychische Veränderungen) führen.

CHECK-UP

Was ist die biologisch aktive Form des Testosterons?

Jetzt bist du dran!

Überblick gewinnen

Notiere dir ca. 5 Stichwörter aus diesem Unterkapitel.

Jetzt bist du dran!

Zeichenaufgabe

Erstelle eine schematische Darstellung des Ovarialzyklus, in der alle Sexualhormone, die an der Regulation des Menstruationszyklus beteiligt sind, abgebildet werden. Unterteile die Grafik in die unterschiedlichen Phasen des Zyklus und stelle den damit verbundenen Anstieg und Abfall der Sexualhormone schematisch dar. Zeichne außerdem die Dauer der Phasen in Tagen (1–28) ein.
Welches Hormon bewirkt die Ovulation? Welche Hormone werden verstärkt in der 2. Zyklushälfte sekretiert?
Wie verändert sich die Uterusschleimhaut während der verschiedenen Zyklusphasen? (Gerne kannst du auch die Morphologie der Gebärmutterschleimhaut in deine Grafik einfügen.)

Anregungen zur weiteren Wiederholung

Zeichne eine Mindmap mit allen erlernten Sexualhormonen (weiblichen und männlichen) mit Syntheseort, Funktion und Ort der Wirkung.

Überblick gewinnen

Nutze deine gesammelten Stichwörter für eine Mindmap oder eine gegliederte Stichwortliste.

KAPITEL

7 Sexualität und Reproduktion

Physiologie, Psych-Soz

7.1 Geschlechtsentwicklung

Gregor Däubler

Physiologie

7.1.1 Geschlechtschromosomen

Jeder menschliche Zellkern enthält die gesamte Erbinformation in Form der 23 Chromosomen. Diese werden unterteilt in **somatische Chromosomen** (Autosomen) und **Geschlechtschromosomen** (Gonosomen). Außer in den Zellen der Keimbahn, wo der einfache (haploide) Chromosomensatz vorliegt, besitzt jede Zelle den doppelten (diploiden) Satz. Die Formeln dafür sind bei der Frau 46,XX und beim Mann 46,XY. Dabei sind die Gonosomen Teil der 46 Chromosomen. Der Genotyp des Geschlechts (genetisches Geschlecht) wird durch das Vorhandensein des Y-Chromosoms festgelegt. Er stimmt in der Regel mit dem Phänotyp des Geschlechts (somatisches Geschlecht) überein.

KLINIK

In einigen Fällen stimmt das genetische nicht mit dem somatischen Geschlecht überein.

- Klinefelter-Syndrom: Genotyp: 47,XXY, Phänotyp: ♂, Inzidenz: ≈ 1 : 800.
- Turner-Syndrom: Genotyp: 45,X0, Phänotyp: ♀, Inzidenz: ≈ 1 : 2000.
- XX-Male-Syndrom: Genotyp: 46,XX, Phänotyp: ♂, Inzidenz: ≈ 1 : 10000. Hier liegt eine Translokation der gesamten Region des Y-Chromosoms vor, die für die Ausbildung eines männlichen Geschlechts notwendig ist (SRY-Region).

7.1.2 Pubertät

Pubertät ist die Lebensphase, in der die Fortpflanzungsfähigkeit erlangt wird. Sie ist gekennzeichnet durch Ausbildung der **sekundären Geschlechtsmerkmale** wie geschlechtsspezifische Körperbehaarung, Stimmsitz und Körperproportionen. Beginn und Dauer der Pubertät sind sehr variabel und durch genetische, hormonelle, psychische und soziale Faktoren geprägt. Als Richtwert gilt bei Mädchen der Zeitraum vom 10. bis 18., bei Jungen vom 12. bis 20. Lebensjahr. Entscheidend ist dabei eine Umstellung der pulsatilen **GRH-Ausschüttung** des Hypothalamus auf einen tageszeitenunabhängigen Rhythmus. Dadurch werden die Hypophysenhormone **LH** und **FSH** vermehrt ausgeschüttet und stimulieren die Bildung der jeweiligen Sexualhormone (s. u.). Für die Auslösung der Pubertät spielt außerdem das Hypothalamushormon **Kisspeptin** eine wichtige Rolle.

CHECK-UP

- Wie viele Gonosomen besitzt eine Patientin mit Turner-Syndrom?
- Was ist der Unterschied zwischen somatischem und genetischem Geschlecht?
- Welche Vorgänge laufen während der Pubertät ab?

Jetzt bist du dran!

Überblick gewinnen

Notiere dir ca. 5 Stichwörter aus diesem Unterkapitel.

7.2 Kohabitation und Befruchtung

Gregor Däubler

Physiologie

7.2.1 Kohabitation

Der Begriff beschreibt die sexuelle Vereinigung zweier gemischtgeschlechtlicher Partner. Dieser Vorgang ist nicht nur von großer Bedeutung für eine intakte Liebesbeziehung, sondern auch Voraussetzung für die **natürliche Fortpflanzung.** Die verschiedenen Phasen des Geschlechtsakts setzen funktionelle sexuelle Reflexsysteme voraus. Diese Reaktionen laufen unwillkürlich ab und werden in erster Linie durch das vegetative Nervensystem vermittelt.

Erregungsphase

Frau:
- Vasodilatation und Füllen der Schwellkörper der Klitoris
- Lubrikation (Befeuchtung) der Vaginalschleimhaut via Transsudation

Mann:
- Vasodilatation und Füllen der Penisschwellkörper

Orgasmus

Frau:
- Aufrichtung des Uterus mit Erweiterung des Muttermunds (Ostium uteri)
- Rhythmische Kontraktionen der Beckenbodenmuskulatur
- Ausschüttung von Oxytocin

Mann:
- Kontraktion der Beckenbodenmuskulatur
- Ejakulation

CHECK-UP
Welche physiologischen Gemeinsamkeiten weisen stereotype männliche und weibliche Orgasmen auf?

Jetzt bist du dran!

Überblick gewinnen

Notiere dir ca. 5 Stichwörter aus diesem Unterkapitel.

7.3 Sexualität

Thomas Fink

Psych-Soz

7.3.1 Sexueller Reaktionszyklus

Bereits 1966 stellten der Gynäkologe William Masters und die Psychologin Virginia Johnson ihr Modell vom sexuellen Reaktionszyklus des Menschen (➤ Tab. 7.1) in 4 Phasen dar. Erst 1977 wurde von Kaplan und Lief noch die Appetenzphase vorangestellt.

7.3.2 Geschlechtsspezifität

Es bestehen wesentliche Unterschiede im physiologischen Erregungsverlauf zwischen Frauen und Männern. **Frauen** besitzen

- eine **höhere Variabilität** im Erregungsablauf,
- eine deutlich **kürzere Refraktärzeit** nach einem Orgasmus und somit
- die **Möglichkeit eines mehrfachen sukzessiven Orgasmus,**
- eine **größere situative Abhängigkeit** der sexuellen Erregung und
- eine **höhere Triebintensität in den mittleren Lebensjahren,** während beim Mann diese in der Jugend am stärksten ausgeprägt ist.

7.3.3 Sexuelle Funktionsstörungen

Sexuelle Funktionsstörungen (auch sexuelle Dysfunktionen) treten häufig auf und haben entweder organische oder psychische Ursachen oder eine Mischung. Sie sind abzugrenzen von Störungen der Geschlechtsidentität (z. B. Transsexualität) und Störungen der Sexualpräferenz (z. B. Pädophilie). Zu den häufigsten sexuellen Funktionsstörungen, die nicht durch organische Störungen oder Krankheiten verursacht werden, zählen:

- **Mangel oder Verlust von sexuellem Verlangen:** Nur zu diagnostizieren, falls andere sexuellen Störungen wie Erektionsstörungen oder Dyspareunie ausgeschlossen werden können.
- **Versagen genitaler Reaktionen:** Bei Frauen mangelnde oder fehlende vaginale Lubrikation und bei Männern Erektionsstörung (Schwierigkeit, eine für einen befriedigenden Geschlechtsverkehr notwendige Erektion zu erlangen oder aufrechtzuerhalten).
- **(Nichtorganischer) Vaginismus:** Der Scheideneingang erscheint verengt oder verschlossen. Früher wurde dies auf Muskelspasmen zurückgeführt, heute werden die Ursachen meist eher psychisch gesucht.
- **(Nichtorganische) Dyspareunie:** Schmerzen während des Sexualverkehrs, die sowohl bei Frauen als auch bei Männern auftreten können.

MERKE

Homosexualität stellt keine sexuelle Störung dar.

CHECK-UP

- In welcher Phase des sexuellen Reaktionszyklus kann eine Lubrikationsstörung erstmalig auftreten?
- Welche Unterschiede bestehen zwischen Frau und Mann im physiologischen Erregungsverlauf?
- Eine Patientin beschreibt, dass sie an Sexualität keine Freude mehr habe, da der Geschlechtsverkehr seit einiger Zeit jedes Mal starke Schmerzen bereite. Welche Bezeichnung benennt die Störung, falls keine ursächlichen organischen Störungen vorliegen?

Jetzt bist du dran!

Überblick gewinnen

Notiere dir ca. 5 Stichwörter aus diesem Unterkapitel.

Tab. 7.1 Modell vom sexuellen Reaktionszyklus des Menschen nach Masters und Johnson

Normaler Ablauf der Phasen	Sexuelle Funktionsstörungen in den Phasen
Appetenzphase: Suche, Annäherung und Verlangen	Minderung oder Ausbleiben des sexuellen Verlangens
Erregungsphase (physiologische Begleiterscheinungen der Lust): Erhöhung des Blutdrucks und der Herzfrequenz, Zunahme der Muskelspannung sowie Erektion beim Mann und Lubrikation (= Feuchtwerden) und Anschwellen der Brüste bei der Frau	Lubrikationsstörungen bei der Frau und Erektionsstörungen (= erektile Dysfunktionen) beim Mann
Plateauphase: Sexuelle Stimulation führt zur Steigerung der physiologischen Merkmale sexueller Erregung	Vaginismus (= unwillkürliche Scheidenkrämpfe) bei der Frau, Erektionsverlust beim Mann und Dyspareunie (= Schmerzen beim Geschlechtsakt) bei der Frau oder beim Mann
Orgasmusphase: Kontraktionen der perinealen Muskulatur (= Muskulatur des Dammes) und der Sexualorgane	Anorgasmie (= Orgasmusstörung) bei Frau oder Mann und Ejakulationsstörungen beim Mann
Rückbildungsphase: physiologische Parameter normalisieren sich; beim Mann tritt eine Refraktärphase (= physiologischer Widerstand gegen sexuelle Stimulation) ein	

Die gemeinsame „Jetzt bist du dran!"-Seite findest du am Ende des folgenden Kapitels.

KAPITEL

Anatomie, Histologie, Physiologie

8 Schwangerschaft und Geburt

8.1 Befruchtung, Furchung und Implantation beim Menschen

Henrik Holtmann

Anatomie, Histologie

8.1.1 Befruchtung und erste Entwicklungsschritte der befruchteten Eizelle

Die Befruchtung **(Fertilisation, Konzeption)** findet gewöhnlich in der Ampulle der Tuba uterina statt. Die Spermien steigen durch Uterus und Tube auf und verändern sich im Milieu des weiblichen Genitaltrakts derart, dass sie in die Oozyte eindringen können **(Kapazitation).** Bei der Eizelle angekommen, dringt das schnellste Spermium in die Oozyte ein **(Imprägnation).** Durch Verschmelzung von Spermium und Oozyte entsteht die **Zygote.** In der Oozyte wird unmittelbar nach der Imprägnation die 2. Reifeteilung abgeschlossen. Alle Inhaltsstoffe des Spermiums außer dem Chromatin werden enzymatisch aufgelöst. Es bilden sich ein mütterlicher und väterlicher haploider **Vorkern.** Sie formen eine gemeinsame Mitosespindel und sind das Zentrum der diploiden Zygote. Die Zygote, die noch von Zona pellucida und Corona radiata umgeben ist, wandert zum Uterus und fängt an, sich zu teilen **(Furchungen).** Die Tochterzellen **(Blastomeren)** werden immer kleiner. Bis zum 8-Zell-Stadium sind alle Zellen totipotent. Nach etwa 4 Tagen erreicht die Zygote im 8- bis 32-Zell-Stadium als **Morula** (Maulbeere) den Uterus. Am 4.–5. Tag wandelt sich die Morula durch Flüssigkeitsaufnahme zu einer hohlen Zellkugel, der **Blastozyste** (Keimblase). Der Hohlraum wird als **Blastozystenhöhle** bezeichnet. Die Blastomeren differenzieren sich nun in:

- **Trophoblast:** Blastomeren der äußeren Schicht, die Zellkontakte ausbilden und sich verbinden **(Kompaktierung).** Aus dem Trophoblasten entwickeln sich später die Plazenta wie auch die Eihäute (sekundäre Eihüllen).
- **Embryoblast:** Innere Blastomer-Zellmasse, der Vorgänger des Embryos. Die Zellen des Embryoblasten sind pluripotent.

Implantation in die Uterusschleimhaut

Etwa am 6. **Entwicklungstag** (ET) kommt es zum Eindringen **(Implantation)** des Keimlings in die Uterusschleimhaut. Der Trophoblast gliedert sich nun in:

- **Synzytiotrophoblast:** Das vielkernige Synzytium entsteht durch Fusion der Trophoblastzellen am Embryonalpol, die am mütterlichen Gewebe anliegen und in das **Endometrium** (Uterusschleimhaut) vordringen.
- **Zytotrophoblast:** Zellschicht, die an der höhlenzugewandten Seite des Embryoblasten anliegt. Sie liefert den Zellnachschub für den Synzytiotrophoblasten.

CHECK-UP

- Aus welchem Teil der Blastozyste entwickelt sich die Plazenta?
- Wodurch erhält der Synzytiotrophoblast seinen „Zellnachschub"?

Jetzt bist du dran!

Überblick gewinnen

Notiere dir ca. 5 Stichwörter aus diesem Unterkapitel.

8.2 Hormone

Gregor Däubler

Physiologie

8.2.1 Humanes Choriongonadotropin

Im Fall einer Befruchtung wird zum Erhalt des Embryos die **Progesteronproduktion** des Gelbkörpers aufrechterhalten. Als „Schwangerschaftshormon" verhindert hCG die Abstoßung der Funktionalis im Rahmen der Menstruation. Der Trophoblast übernimmt die Rolle der Hypophyse und schüttet hCG aus, das dem LH strukturell gleicht und auch ähnlich wirkt (s. o.). So wird das Corpus luteum weiterhin zur Progesteronbildung angeregt und die Schwangerschaft bleibt erhalten. Außerdem regt hCG die Androgenproduktion, vor allem von Dehydroepiandrostenon (DHEA), in der fetalen Nebennierenrinde an.

KLINIK

Die HCG-β-Kette **(β-hCG)** lässt sich etwa ab dem 6.–7. ET im Blut und dem 14. ET im Urin der werdenden Mutter nachweisen und lässt sich deshalb für einen aussagekräftigen **Schwangerschaftstest** nutzen.

8.2.2 Östrogene

Die Östrogenspiegel bleiben ebenso wie die Progesteronkonzentrationen während der gesamten Schwangerschaft **konstant** auf einem hohen Niveau. Die ab dem 2. Trimenon von der fetalen Nebennierenrinde gebildeten **Androgene** werden in der **Plazenta** aromatisiert und in Östrogene umgewandelt. Damit übernimmt der Fetus einen zentralen Teil der weiblichen Östrogenproduktion.

8.2.3 Plazentahormone

Im Laufe des 2. Trimenons übernimmt die Plazenta nicht nur die Östrogen-, sondern auch die Progesteronproduktion. Der bis dahin unverzichtbare Gelbkörper wird bedeutungslos und muss nicht mehr durch hCG stimuliert werden, die hCG-Werte fallen auf ein basales Niveau. Ab dem 2. Entwicklungsmonat schüttet die Plazenta **humanes plazentares Plazentalaktogen** (HPL) aus. Es ähnelt in Struktur und Funktion Somatotropin und hat folglich **anabole Wirkung** auf das Wachstum des Fötus und die weibliche Brustdrüse. Daneben produziert die Plazenta viele weitere wachstumsassoziierte Hormone wie GRH, GHRH und Somatostatin.

CHECK-UP
- Welche Rolle spielt hCG für die Erhaltung der Schwangerschaft?
- Welche Hormone werden von der Plazenta produziert?

Jetzt bist du dran!

Überblick gewinnen

Notiere dir ca. 5 Stichwörter aus diesem Unterkapitel.

8.3 Plazentation

Henrik Holtmann

Anatomie, Histologie

Die **Plazenta** (Mutterkuchen) dient dem Stoffaustausch zwischen mütterlichem und fetalem Blut, der Ernährung und dem Wachstum des Embryos bzw. des späteren Fetus. Ihr Synzytiotrophoblast produziert Hormone, die für den Fortgang der Schwangerschaft wichtig sind (Chorionsomatomammotropin, **HPL, hCG,** Östrogen, Progesteron). Die Nabelschnur verbindet den embryonalen/fetalen Kreislauf mit der Plazenta.

8.3.1 Entwicklungsschritte bis zur reifen Plazenta

Phasen der Ernährung des Keimlings

Histiotrophe Phase Der Synzytiotrophoblast wächst durch das Epithel in das Stroma der Uterusschleimhaut vor. Die Stromazellen der Funktionalis entwickeln sich als Reaktion auf die Implantation zu glykogen- und lipidreichen **Deziduazellen,** deren Inhaltsstoffe durch enzymatischen Aufschluss dem jungen Keim etwa bis zum 12. ET als Nahrung dienen. Die Funktionalis wird nun als **Dezidua** bezeichnet.

Hämatotrophe Phase Durch zunehmendes Wachstum des Synzytiotrophoblasten entstehen in ihm um den 12. ET Hohlräume, **Lakunen,** die den Zwischenzottenraum bilden. Parallel dazu wächst der Synzytiotrophoblast weiter in die Funktionalis ein und eröffnet mütterliche arterielle Kapillaren. Das mütterliche Blut strömt in die Lakunen ein und verlässt sie wieder über eröffnete venöse Blutgefäße der Mutter. Die Ernährung des Keimlings geschieht ab jetzt über das mütterliche Blut, der noch primitive **uteroplazentare Kreislauf** ist entstanden.

Chorion (Zottenhaut)

Das Chorion ist die mittlere Schicht der Fruchthüllen von Embryo und späterem Fetus.

Primäres Chorion und Primärzotten Das zeitlich als Erstes gebildete primäre Chorion geht direkt aus dem Trophoblasten der Blastozyste hervor. Etwa ab dem 13. ET wachsen Zellen des Zytotrophoblasten säulenartig in den Synzytiotrophoblasten vor, führen zu seiner Ausbuchtung und dünnen ihn aus. Die Auswüchse/Ausbuchtungen werden Primärzotten **(Villi)** genannt. Diese Villi ragen in die blutgefüllten Lakunen ein, weswegen der Lakunenraum auch als intervillöser Raum bezeichnet wird. Diese nur aus Zyto- und Synzytiotrophoblast bestehende Zottenhaut wird auch **primäres Chorion** genannt (➤ Abb. 8.1).

Sekundäres Chorion und Sekundärzotten Ab dem 15. ET entwickelt sich ein Teil der Zellen des Zytotrophoblasten zu mesenchymalen Zellen, die das **extraembryonale Mesenchym** bilden. Dieses wächst nun in die Primärzotten vor, sodass diese eine mesenchymale Komponente erhalten. Aus dem Randbereich der Keimscheibe faltet sich außerdem das **Amnion** (Schafshaut), die innerste Fruchthülle, in das Chorion hinein. Durch das Wachstum des Embryos entwickeln sich im extraembryonalen Mesoderm Spalträume. Diese Räume vergrößern sich und konfluieren zu einem einzigen großen Hohlraum, dem **extraembryonalen Zölom.** Er teilt das extraembryonale Mesenchym in 2 Teile:
- **Viszeraler Teil (Splanchnopleuramesenchym):** überzieht die Außenseite von Amnion- und Dottersackepithel
- **Parietaler Teil (Somatopleuramesenchym):** unterfüttert von innen den Zytotrophoblasten

Beide Teile sind nur durch den **Haftstiel,** eine mesenchymale Brücke des extraembryonalen Mesoderms, miteinander verbunden.

Parietales extraembryonales Mesenchym, Zyto- und Synzytiotrophoblast werden gemeinsam als **sekundäres Chorion** (sekundäre Chorionplatte) bezeichnet, weswegen das extraembryonale Zölom auch den Namen **Chorionhöhle** trägt.

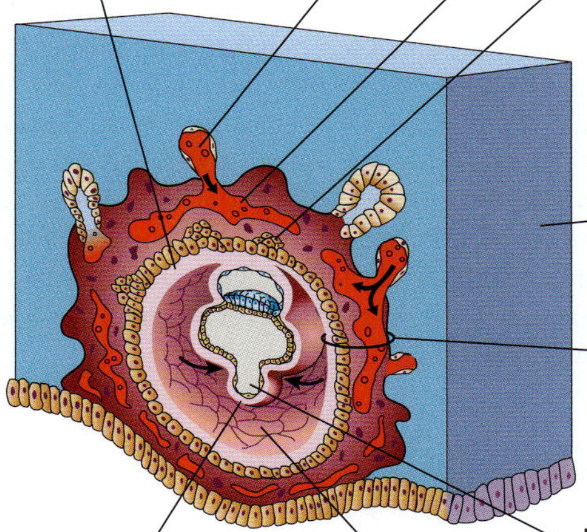

Abb. 8.1 Stand der Plazentation und Embryonalentwicklung um den 13. ET [R249]

MERKE
- Mesenchym = histologischer Begriff
- Mesoderm = entwicklungsgeschichtlicher Begriff

Tertiäres Chorion und Tertiärzotten Etwa ab dem 19. ET wachsen in die Sekundärzotten Blutgefäße ein bzw. entwickeln sich dort selbst aus proliferierenden Mesenchymzellen, die **hämangiogenetische Blutinseln** bilden. Die Gefäße gewinnen über den Haftstiel, in dem sich ebenfalls hämangiogenetische Blutinseln bilden, Anschluss an intraembryonale Blutgefäße. Mit Auswachsen der Allantois in das Chorion wird aus dem sekundären das tertiäre Chorion.

MERKE
Das Amnion bildet die innere, das Chorion die mittlere und die Dezidua (Siebhaut) die äußere der drei Eihäute.

Weitere Entwicklung der Zotten Die tertiären Zotten verzweigen sich immer weiter, sodass regelrechte Zottenbäume entstehen, die sich unterschiedlich stark aufzweigen:
- **Stammzotten:** geringere Verzweigung. Enthalten die fetalen Arterien und Venen.
- **Intermediärzotten:** entwickeln sich aus den Stammzotten. Enthalten Arteriolen und Venolen sowie vereinzelte Kapillaren zum Stoffaustausch der Zotten untereinander.
- **Terminalzotten:** gehen aus den Intermediärzotten hervor. Enthalten die Kapillaren, über die der Stofftransfer zwischen mütterlichem und fetalem Blut läuft.

Mittels einer Sonderform der Stammzotten, den **Haftzotten,** überholt der Zytotrophoblast den Synzytiotrophoblasten und verbindet sich bzw. die Zottenbäume über Nitabuch-Fibrinoid mit der Dezidua. Dieser Teil des Trophoblasten wird als **extravillöser Trophoblast** bezeichnet. Er bildet die **Zytotrophoblastschale,** die die mütterliche Dezidua überzieht. Sie ist die basale Begrenzung der embryonalen Plazenta und lässt nur mütterliche Spiralarterien und abführende Venen in und aus dem intervillösen Raum passieren, der allseits vom Synzytiotrophoblasten ausgekleidet ist.

MERKE
Fibrinoid-Ansammlungen in der Plazenta bestehen aus abgestorbenen Trophoblastzellen, plazentaren Sekreten und Fibrin. Sie nehmen mit zunehmender Dauer der Schwangerschaft an Masse zu und machen zum Ende der Schwangerschaft maximal 20–30 % des Plazentavolumens aus.
Das Fibrinoid spielt eine Rolle bei der Abdichtung, Verankerung und Ablösung der Plazenta und hält die immunologische Schranke zwischen fetalem und mütterlichem Gewebe mit aufrecht.

8.3.2 Histologischer Feinbau der reifen Plazenta und Nabelschnur

Plazenta

Die reife Plazenta ist ein 15–20 cm großes und ca. 500 g schweres, scheibenförmiges Organ. Sie hat sich bis zur 13. SSW vollständig entwickelt. Ab diesem Zeitpunkt wird sie als **definitive Plazenta** bezeichnet. Sie besteht aus:

Chorion Gehört zum Embryo. Während die Zotten am Embryonalpol wachsen – dieser Bereich wird **Chorion frondosum** genannt–, bilden sie sich in allen übrigen Bereichen, unter dem Begriff **Chorion laeve** zusammengefasst, zurück. Der Anteil des Chorions, der die Plazentazotten trägt, wird auch als **Chorionplatte** bezeichnet. Die Chorionplatte ist einerseits an ihrer embryonalen Seite mit einschichtigem isoprismatischem Amnionepithel und andererseits zum intervillösen Raum hin vom Trophoblasten bedeckt. Sie enthält Äste der beiden Aa. umbilicales und der V. umbilicalis sowie extraembryonales Mesenchym. Die von der Chorionplatte ausgehenden Chorionzotten (Plazentazotten) haben eine Gesamtoberfläche von 10–14 m^2. Man unterscheidet:
- **Primärzotten:** nur aus Synzytio- und Zytotrophoblastzellen bestehend; ab dem 13. ET
- **Sekundärzotten:** bestehend aus Synzytio- und Zytotrophoblastzellen sowie aus diese Zellen unterfütterndem extraembryonalem Mesenchym; ab dem 15. ET
- **Tertiärzotten:** zusätzlich zu den Sekundärzotten Gefäße und Abwehrzellen beinhaltend; ab dem 19. ET (➤ Abb. 8.2)

Basalplatte Sie formt sich um den 21. ET und setzt sich aus der mütterlichen **Decidua basalis** und kindlichem Deckgewebe (Synzytio- und Zytotrophoblast, beide aus dem kindlichen Trophoblasten hervorgehend) zusammen. Die Übergangszone zwischen Decidua basalis und Zytotrophoblastschale wird als **fetomaternale Durchdringungszone** bezeichnet.

Intervillöser Raum Er enthält ca. 150 ml mütterliches Blut.

MERKE
Die Basalplatte, die Chorionplatte und das Zottensystem sind an der zum intervillösen Raum zugewandten Oberfläche mit Synzytiotrophoblastzellen überzogen.

Die aus der Basalplatte emporragenden Plazentasepten unterteilen die Plazenta unvollständig in mehrere Bereiche **(Kotyledonen).** Andere Deziduabereiche (als die Decidua basalis), die nicht an der Plazentabildung beteiligt sind, sind folgende:
- **Decidua capsularis:** Teil der Dezidua, der unter dem nicht zottentragenden Chorion (Chorion laeve) liegt.

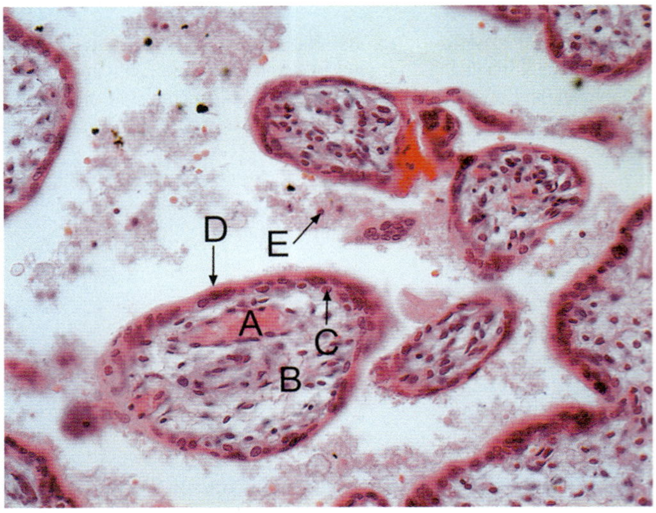

Abb. 8.2 Tertiäre Plazentazotte [R250]
A = fetales Blutgefäß
B = mesenchymales Zottenstroma
C = Zytotrophoblast
D = Synzytiotrophoblast
E = mütterliche Zellen im intervillösen Raum (H. E., hohe Vergrößerung)

- **Decidua parietalis:** übriger Teil der Uterusschleimhaut, der nicht an der Schwangerschaft „beteiligt" ist. Liegt getrennt vom Uteruscavum gegenüber der Decidua capsularis.

Das Epithel des Amnions steigert nun die Fruchtwasserproduktion, wodurch sich die Amnionhöhle zunehmend vergrößert. Sie umwächst zunehmend den Embryo und lässt die Chorionhöhle obliterieren. Sie legt sich außen an den **Haftstiel** an, der sich zur Nabelschnur entwickelt.

Plazentazotten sind im ersten Drittel der Schwangerschaft von einem zweischichtigen Epithel aus Synzytio- und Zytotrophoblast bedeckt. Die zum intervillösen Raum hin ausgerichtete Schicht ist der mikrovillibesetzte, stark basophile Synzytiotrophoblast mit darunterliegenden helleren Zytotrophoblastzellen, hier als **Langhans-Zellen** bezeichnet.

Letztere verbrauchen sich im Laufe der Schwangerschaft, sodass Lücken im Epithel entstehen. Diese werden durch **Serumfibrin** aus dem mütterlichen Blut aufgefüllt (**Langhans-** oder **Rohr-Fibrinoid**). Sie sollen die **Plazentaschranke** aufrechterhalten und abdichten, die das mütterliche Blut im intervillösen Raum vom fetalen Blut in den Zotten trennt.

Unter dem Epithel befindet sich extraembryonales Mesenchym, das sog. **Hofbauer-Zellen** (Makrophagen) enthält.

Plazentaschranke Die Plazentaschranke als passive Filtermembran ermöglicht und verhindert Transportvorgänge zwischen fetalem und mütterlichem Blut. Die Plazentaschranke der Tertiärzotten besteht in der Frühschwangerschaft (bis zur 20. SSW) aus:

- Synzytiotrophoblast
- Zellen des Zytotrophoblasten
- Basallamina des Trophoblasten
- Bindegewebe der Zotten
- Basallamina der fetalen Kapillare
- Kontinuierlichem Endothel der Zottenkapillaren

Am Ende der Schwangerschaft besteht die Plazentaschranke nur noch aus Synzytiotrophoblast, Kapillarendothel und den dazwischenliegenden Basallaminae. Sie ist jetzt nur noch bis zu 3,5 µm dick, während sie in der Frühschwangerschaft bis zu 5 µm dick war.

Nabelschnur

Die 50–60 cm lange Nabelschnur besteht aus gallertigem Bindegewebe **(Wharton-Sulze),** das durch seinen hohen Turgor einer Abknickung der Nabelschnur entgegenwirkt. Sie enthält die zwei Aa. umbilicales und die V. umbilicalis. Die beiden Arterien führen O_2-armes Blut vom Embryo/Fetus weg zur Plazenta hin, die Vene bringt O_2-reiches Blut zum Embryo/Fetus. Die Oberfläche der Nabelschnur besteht aus Amnionepithel. Am kindlichen Ende der Nabelschnur geht das Amnionepithel über eine ovale Durchtrittsstelle **(Nabelring)** in die Epidermis des ungeborenen Kindes über **(amnioektodermale Umschlagfalte).**

KLINIK

Einige Infektionserreger, z. B. Rötelnviren, können bei einer Primärinfektion der Mutter während der Schwangerschaft die Plazentaschranke passieren und schwere **Embryo-** und **Fetopathien** auslösen, die von Fehlbildungen bis hin zum Tod des Ungeborenen reichen können.

8.3.3 Ablösung der Plazenta bei der Geburt

Die Plazenta wird in der Nachgeburtsphase zusammen mit den Eihäuten (s. o.) abgestoßen.

Am häufigsten löst sich die Plazenta von ihrem Zentrum nach außen hin ab, wobei es zur Ausbildung eines **retroplazentaren Hämatoms** kommt. Für weitere Informationen wird auf die einschlägigen Lehrbücher der Gynäkologie und Geburtsmedizin verwiesen.

CHECK-UP

- Beschreibe die hämatotrophe Phase!
- Aus welchen Anteilen setzt sich die reife Plazenta zusammen?

Jetzt bist du dran!

Überblick gewinnen

Notiere dir ca. 5 Stichwörter aus diesem Unterkapitel.

8.4 Mehrlingsbildung, Mehrfachbildung, Fehlbildung

Henrik Holtmann

Anatomie

8.4.1 Mehrlingsschwangerschaften, Mehrfachbildungen

Mehrlingsgeburten sind meist Zwillingsgeburten. Von den in der Frühschwangerschaft sonografisch diagnostizierten Zwillingsschwangerschaften werden nur etwa zwei Drittel geboren. Stirbt ein Zwilling zu einem frühen Zeitpunkt ab, findet er sich bei der Geburt seines lebenden Geschwisters häufig in den Eihäuten als sog. **Vanishing twin.**

MERKE

Für die Häufigkeit von Mehrlingsgeburten – ohne Einsatz moderner reproduktiver Maßnahmen – gilt die **Hellin-Regel:**

- Zwillinge: 1 : 85
- Drillinge: 1 : 85^2
- Vierlinge: 1 : 85^3.

Zwei Drittel der Zwillingsgeburten sind zweieiig, ein Drittel eineiig. Obgleich höhere Mehrlingsgeburten als Vierlinge aktuell einen äußerst geringen Prozentsatz ausmachen, ist ihre Tendenz durch die Reproduktionsmedizin steigend.

Eineiige Zwillinge

Eineiige Zwillinge entstehen aus 1 befruchteten Eizelle, die sich innerhalb der ersten 12 ET teilt. Je früher dies geschieht, desto eher bilden die Zwillinge eigene Strukturen aus und müssen sich nicht Chorion (Plazenta) bzw. Amnion (Eihäute) teilen.

Am häufigsten geschieht die Teilung im Blastozystenstadium. In diesem Fall teilen sich die Zwillinge eine Plazenta, haben aber getrennte Eihäute **(monochorial, diamnional).**

Eineiige Zwillinge sind genetisch identisch.

KLINIK

Fetofetales Transfusionssyndrom (FFTS) Teilen sich eineiige Zwillinge ein Chorion **(Monochorie),** kann es zu Anastomosen in den Plazentakreisläufen der Embryos kommen, mit der möglichen Folge, dass das Blut in nur eine Richtung vom einen Zwilling **(Donor)** zum anderen **(Akzeptor)** fließt. Dadurch kommt es zu einem diskordanten Wachstum der Zwillinge: Der Donor ist anämisch und häufig wachstumsretardiert, der Akzeptor entwickelt eine Polyglobulie.

Zweieiige Zwillinge und höhergradige Mehrlinge

Zweieiige Zwillinge entwickeln sich aus getrennt befruchteten Eizellen, weswegen sie genetisch nicht identisch sind und unterschiedlichen Geschlechts sein können. Die Zygoten nisten sich an unterschiedlichen Stellen im Uterus ein, sodass jeder Zwilling eine eigene Eihaut und eine eigene Plazenta hat **(dichorial, diamnional).** Die Plazenten können allerdings miteinander verwachsen **(dichorial verwachsen).**

Die Entwicklung höhergradiger Mehrlinge verläuft analog.

Mehrfachbildungen

Trennen sich die Keimlinge erst am oder nach dem 13. ET, geschieht dies oftmals unvollständig. Am häufigsten bleibt eine Verbindung am Sternum bestehen. Die Folge ist eine **Doppelfehlbildung;** es kommt zu **siamesischen Zwillingen.**

Diese Trennungsstörung betrifft ca. jede 600. Zwillingsschwangerschaft (ca. 1 von 50.000 Geburten). In der Regel sind die Kinder lebensfähig.

8.4.2 Teratologie

Teratologie bezeichnet die Lehre von den Fehlbildungen. Etwa 2–3 % aller Neugeborenen sind von Fehlbildungen betroffen. Die Ursachen können sein:

- **Endogen** (ca. 25 %), u. a. durch:
  - **Chromosomenabberation:** größere numerische oder strukturelle Anomalien bei einzelnen Chromosomen, z. B. Trisomie 21, Down-Syndrom
  - **Genmutation:** Mutationen einzelner Gene, z. B. Sichelzellanämie, Phenylketonurie
- **Exogen** (ca. 10 %): Noxen sind u. a. Alkohol, Nikotin, Drogen (z. B. Kokain), Medikamente, Mangelernährung und Stoffwechselerkrankungen der Mutter (z. B. Diabetes mellitus), ionisierende Strahlung und mikrobielle Erreger.
- Nicht abschließend zu klärende Ursachen bei ca. ⅔ aller Fälle.

CHECK-UP

- Was lässt sich mit der Hellin-Regel berechnen?
- Was versteht man unter einer Doppelfehlbildung?

Jetzt bist du dran!

Überblick gewinnen

Notiere dir ca. 5 Stichwörter aus diesem Unterkapitel.

8.5 Fetus

Gregor Däubler

Physiologie

8.5.1 Fetaler Kreislauf

Grundlagen

Besonderheiten Der fetale weist gegenüber dem postnatalen Kreislauf einige Besonderheiten auf: **funktioneller Bypass** des überflüssigen Lungenkreislaufs und Versorgung durch die mütterliche Plazenta über die **unpaare Umbilikalvene.** Die im Vergleich zum postnatalen Kreislauf umgekehrten Oxygenierungsverhältnisse machen mehrere Kurzschlüsse (Shunts) notwendig, um Nährstoffe und Sauerstoff effizient zu verteilen.

Gasaustausch Der Fetus erhält das venöse Blut der Mutter, das einen pO_2 von nur etwa 35 mmHg (4 kPa) aufweist. Diese permanente **Hypoxie** bewirkt beim Fetus eine erhöhte Erythrozytenproduktion und damit einen erhöhten Hämatokritwert. Außerdem steigt durch die hohe Affinität des HbF für O_2 die Sauerstoffbindungskapazität des fetalen Bluts. Dadurch ist die Versorgung der peripheren Gewebe mit O_2 trotz des niedrigen Partialdrucks gewährleistet. Die Sauerstoffsättigung des Bluts in der Umbilikalvene beträgt ca. 85 %. Die Abgabe von CO_2 in der Plazenta wird durch die latente **Hyperventilation** (pH ↑) der Schwangeren gewährleistet: Aufgrund des erniedrigten pCO_2 im mütterlichen Blut wird das im fetalen Körper produzierte CO_2 leichter abgegeben.

Verlauf

Das mütterliche Blut gelangt über die **V. umbilicalis** in die V. porta. Da die Leber nicht das gesamte Blutvolumen verwerten kann, nimmt ein großer Anteil den Weg über den **Ductus venosus** und die V. cava inferior zum **rechten Vorhof.** Dort wird der größte Teil des Bluts über den interatrialen Shunt des **Foramen ovale** in den linken Vorhof geleitet. Von dort wird das Blut, wie auch im postnatalen Zustand, über die linke Kammer und Aorta auf den Körperkreislauf verteilt. Aus den beiden Aa. iliacae internae entspringen die beiden **Aa. umbilicales,** die das Blut zurück zur Plazenta transportieren. Das im rechten Vorhof verbliebene Blut verlässt den rechten Ventrikel über die A. pulmonalis, von der abermals ein Shunt zum großen Kreislauf abzweigt: der Ductus arteriosus. Auf diese Weise gelangen nur etwa 10 % des Blutvolumens in den Lungenkreislauf. So befindet sich die Lunge in einem Zustand chronischer Hypoxie, was zu einer Vasokonstriktion führt (Euler-Liljestrand-Reflex). Diese hypoxische Vasokonstriktion trägt entscheidend zum funktionellen Bypass des Lungenkreislaufs bei (➤ Abb. 8.3).

MERKE

Aufgrund des hohen Widerstands der Lungengefäße ist der Druck im rechten Ventrikel **größer** als im linken.

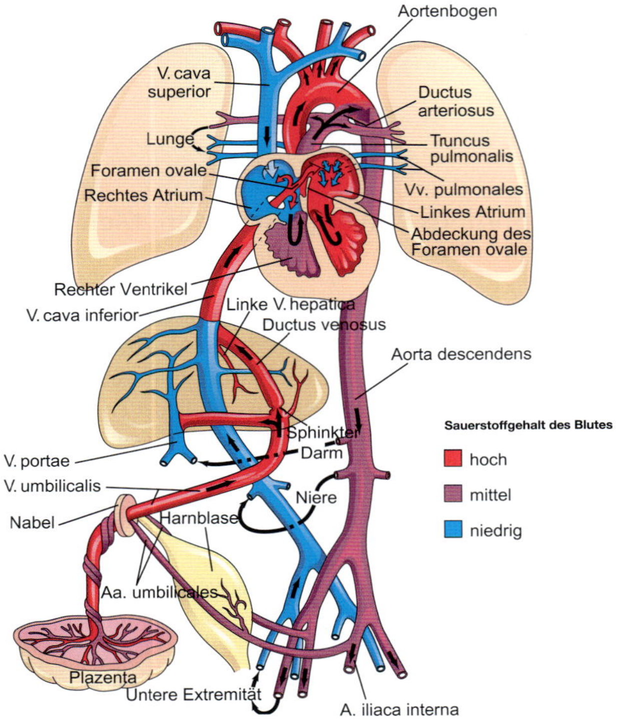

Abb. 8.3 Fetaler Kreislauf. Die Farben der Gefäße beziehen sich auf den Oxygenierungsgrad: blau = niedrige Oxygenierung, rot = hohe Oxygenierung. [E347–01]

CHECK-UP

- Welchen Weg nimmt das Blut von der Plazenta zu den Umbilikalarterien?
- Wie wird die O_2-Versorgung des Fetus sichergestellt?

Jetzt bist du dran!

Überblick gewinnen

Notiere dir ca. 5 Stichwörter aus diesem Unterkapitel.

8.6 Geburt

Gregor Däubler

Physiologie

8.6.1 Geburtsvorgang

Hormonelle Einflüsse

Der Geburtsvorgang wird durch den Beginn der **Wehen** eingeleitet. Dabei kontrahiert das Myometrium bei gleichzeitiger Erschlaffung der Zervix uteri, also des Muttermunds. Ausgelöst werden diese Vorgänge durch eine Ausschüttung von **Oxytocin.** Dieses bewirkt im Zervixbereich eine Freisetzung von **Prostaglandinen** und **Relaxin,** die zu einem Nachlassen des Muskeltonus führen.

Vegetative Effekte

Die Kontraktion der Uterusmuskulatur trägt neben den hormonellen Faktoren entscheidend zur Erschlaffung der Zervix bei: Die Erhöhung des intrauterinen Drucks aktiviert Mechanosensoren, die zu einer reflektorischen Erschlaffung der Muskulatur führen. Dieser **Relaxationsreflex** ähnelt prinzipiell dem Muskeldehnungsreflex.

8.6.2 Kreislaufumstellung

Die nach der Abnabelung eintretende Hyperkapnie stimuliert das Atemzentrum stark. Mit dem ersten Atemzug entfaltet sich die Lunge, dadurch nimmt der **Gefäßwiderstand** der **Lungengefäße stark ab.** Die Strömungsrichtung des Bluts im Herzen dreht sich um und das Foramen ovale wird, ebenso wie die anderen Shunts, funktionell verschlossen.

CHECK-UP

Womit wird der Geburtsvorgang eingeleitet?

Jetzt bist du dran!

Überblick gewinnen

Notiere dir ca. 5 Stichwörter aus diesem Unterkapitel.

Jetzt bist du dran!

Zeichenaufgabe

Zeichne die Stadien von der befruchteten Eizelle bis zur Implantation in das Endometrium. Was findet wo und an welchem Tag statt? In was entwickelt sich der Trophoblast? In was entwickelt sich der Embryoblast?

Anregungen zur weiteren Wiederholung

Zeichne einen kleinen Embryo mit den umgebenden Häuten und benenne alle Strukturen. Bis zu welchem Zeitpunkt spricht man von einem Embryo und ab wann nennt man es einen Fetus?
Skizziere den Feinbau der Plazenta. Wie funktioniert der kindlich-maternale Blutaustausch?
Sammle alle in diesem Kapitel genannten Hormone und ordne ihnen ihre Funktion in der Schwangerschaft zu.
Skizziere für Mehrlingsschwangerschaften, welche Verhältnisse sich für die Eihäute und Plazenta ergeben können: dichorial-diamnial, monochorial-diamnial, monochorial-monoamnial, monochorial-monoamnial (für siamesische Zwillinge).

Überblick gewinnen

Nutze deine gesammelten Stichwörter für eine Mindmap oder eine gegliederte Stichwortliste.

Register

Übersicht nach Fächern

Du vermisst die Fächer? Bitte sehr, hier siehst du die Kapitel der Vorklinik-Finale-Reihe nach Fächern sortiert! Viele Kapitel kombinieren Inhalte mehrerer Fächer und werden deshalb mehrfach genannt. Die Übersicht nach Heften/Organen findest du am Anfang dieses Heftes.